Sumat Kumar Shakya

Práticas de gestão de búfalos na região de Vindhya de M.P. (Índia)

Sumat Kumar Shakya

Práticas de gestão de búfalos na região de Vindhya de M.P. (Índia)

Conteúdo

1 INTRODUÇÃO

O sector da pecuária é uma componente importante da economia indiana em termos de rendimento, emprego e receitas em divisas. De acordo com o Censo Pecuário de 20th , o efetivo bovino total (bovinos e búfalos) é de 302,34 milhões. A população de búfalos na Índia é de 109,85 milhões. A Índia é o maior produtor de leite e ocupa o primeiro lugar no mundo. O sector dos lacticínios na Índia registou um desenvolvimento notável na última década. O país alcançou a maior produção de leite de 176,3 MT e a disponibilidade per capita de leite no país foi de 355 gramas por dia (DAHD, GOI 2017-18).

Na Ásia, o búfalo desempenhou um papel fundamental no desenvolvimento social global através da sua contribuição para o leite, a carne, as peles e a força de tração para as operações agrícolas. De todos os animais domésticos, o búfalo asiático é o mais promissor e com maior potencial de produção (Cockrill, 1994). O búfalo pode ser considerado como um pilar para o desenvolvimento da indústria de lacticínios na Índia, uma vez que a espécie é um dos principais contribuintes para a produção de leite do país (56% do total de leite), apesar de constituir apenas 34,6% da população total de bovinos (FAO, 2012). Os búfalos de rio concentram-se principalmente em países do sul da Ásia, como a Índia e o Paquistão. São criados principalmente para a produção de leite, sendo a carne um complemento. A carne de búfalo tem um bom valor dietético. É magra e contém menos gordura saturada em comparação com a carne de vaca e de porco (Murthy e Davadason, 2003).

O sector agrícola contribui com cerca de 14,7% da produção interna bruta (PIB) da Índia. O sector da pecuária, incluindo a produção leiteira, é uma componente importante do sector agrícola na Índia, tendo registado um desenvolvimento notável no passado recente e contribuindo para cerca de 28-30 % do PIB agrícola. Cerca de 63 % do leite de búfala mundial e 95 % do leite de búfala na Ásia são fornecidos por búfalas indianas (Boopathi *et al.*, 2019).

Os búfalos na Índia estão espalhados por quase todas as partes do país, com uma densidade populacional variável nos diferentes estados e territórios da união. A maioria da população (72%) está concentrada nos estados do norte e do oeste, onde se encontra a maioria das raças leiteiras de búfalos, incluindo Haryana, Punjab, Utter Pradesh, Rajasthan, Gujrat e Maharastra. O búfalo é um produtor de leite mais eficiente do que uma vaca indígena na Índia (Sebastian *et al1970*).

Os búfalos crescem mais rapidamente do que os bovinos depois de comerem forragens grosseiras de má qualidade, devido à sua melhor digestibilidade. O custo de engorda por kg de peso corporal é, por conseguinte, muito mais baixo para os búfalos do que para os bovinos. A carne de búfalo é magra, saborosa e muitas vezes não se distingue da carne de vaca. Contém menos gordura saturada do que a carne de vaca e de porco, o que constitui um bom valor dietético. A carne de búfalo contém menos 40% de colesterol, menos 55% de calorias, mais 11% de proteínas e mais 10% de minerais em comparação com a carne de bovino, pelo que é mais saudável (El-Ashry, 1988).

O leite de búfala é saudável, uma vez que é mais rico em ácidos gordos saturados. Os seus sólidos totais muito mais elevados são úteis para o fabrico de queijo, manteiga gorda, vários tipos de doces tradicionais e gelados. O leite de búfala do pântano tem ainda mais gordura (9-15%), proteína (7,10%), lactose (4,90%) e cinzas (0,89%). O leite de búfala é especialmente importante, e tem um preço mais elevado em Itália, para o fabrico do queijo Mozzarella. O leite de búfala foi prontamente consumido por crianças e idosos, mostrando um potencial promissor para resolver a desnutrição infantil (Thu 1997).

Os búfalos têm sido utilizados para a tração e são designados como o "trator vivo". Os búfalos são largamente utilizados para arar ou nivelar terrenos, plantar colheitas, lavrar arrozais, cultivar colheitas, bombear água, transportar carroças e barcos de pouco calado, transportar pessoas, debulhar cereais, prensar cana-de-açúcar, transportar troncos e muito mais. São particularmente adequados para este trabalho devido ao seu corpo forte, cascos largos, articulações flexíveis do metacarpo e do boleto (Nanda e Nakao, 2003).

Um búfalo adulto produz 4-6 t de estrume húmido por ano. Normalmente, o estrume é amontoado para amadurecer durante alguns meses e espalhado nos campos para manter a fertilidade do solo. O estrume de búfalo é muito utilizado como combustível para cozinhar na Índia, no Paquistão, no Bangladesh e em quase todos os países onde vivem os búfalos. Os bolos de estrume, chamados "Pathee" na Índia e no Paquistão, são feitos com 200-500 g de estrume fresco moldado de forma redonda ou triangular e seco ao sol. O "Pathee", uma parte importante dos materiais de cozinha e aquecimento em quase todas as aldeias, também é vendido para as cidades. Os bolos de estrume são um produto essencial para cozinhar e aquecer, especialmente nos bairros de lata (Nanda e Nakao, 2003).

Elliot Block (2010), em pesquisa sobre vacas em transição - o que faz sentido hoje em dia, relatou que o período de transição para uma vaca leiteira vai de 3 a 2 semanas pré-parto até 2 a 3 semanas pós-parto. O termo *transição* é para sublinhar as importantes mudanças fisiológicas, metabólicas e nutricionais que ocorrem neste período de tempo. Constitui um ponto de viragem no ciclo produtivo da vaca de uma lactação para a seguinte. Por conseguinte, tendo em conta o que precede, este estudo foi concebido para realizar uma sondagem empírica com os seguintes objectivos específicos

Objectivos

1. Vigilância e documentação das práticas de gestão existentes nos búfalos.
2. Investigação da saúde e do estado nutricional dos búfalos durante o período de transição em condições de campo.

2 REVISÃO DA LITERATURA

A revisão da literatura é um dos aspectos mais importantes do processo de investigação. Para a investigação científica, os resultados anteriores fornecem a base para a investigação. Ajuda o investigador a manter o seu trabalho na direção certa e adequada. Por conseguinte, foram feitas tentativas para rever a literatura específica e relevante relacionada direta ou indiretamente com o objetivo do presente estudo e apresentada por ordem cronológica nos seguintes subtítulos.

2.1 Perfil sócio-pessoal e económico dos produtores de leite

2.2 Práticas de criação

2.3 Práticas de alimentação

2.4 Práticas de habitação

2.5 Práticas de cuidados de saúde

2.6 Saúde e estado nutricional durante o período de transição

2.1 Perfil sócio-pessoal e económico dos produtores de leite

Raiet *al.* (2017) revelaram que metade (50,00%) dos agricultores tinham uma faixa etária média, 31,25% tinham o nível primário de educação e 43,12% dos inquiridos tinham um estatuto de educação familiar médio. 45,62% dos inquiridos tinham um tamanho de rebanho baixo, 40,00% dos inquiridos pertenciam à categoria média da produção de leite e 42,50% dos inquiridos tinham uma produtividade animal média baixa. 57,50% dos inquiridos pertenciam à categoria média do nível de rendimento. Foi ainda revelado que 41,88% dos inquiridos pertenciam a um nível médio de produção de leite. Verificou-se também que 39,38% dos inquiridos tinham um nível elevado de venda de leite.

Rachna *et al.* (2017) revelaram que, entre os 60 produtores de leite, 73,3% dos inquiridos eram de meia-idade, com uma idade média de cerca de 43 anos. Os inquiridos tinham uma educação formal bastante boa, com um valor médio de 4,23, o que indica que a maioria (96,6%) dos produtores de leite era alfabetizada. A estrutura familiar dos produtores de leite era a seguinte: 65,0% dos inquiridos pertenciam a famílias conjuntas e 35,0% a famílias nucleares. A propriedade fundiária familiar variava entre 1 e 6 acres, com uma média de 2,60 acres. 43,3% dos inquiridos preferiam ter um efetivo de 3 a 5 animais leiteiros. A exposição dos produtores de leite aos meios de comunicação social também era baixa, o que indica que a maioria (73,3%) dos produtores de leite tinha um baixo nível de exposição aos meios de comunicação social.

Sangappa e Balaganoormath (2017) revelaram que a maioria dos inquiridos era de meia-idade, tinha uma família de dimensão média e completou o nível de ensino de pós-graduação. A maioria das partes interessadas do sector leiteiro tinha mais de 10 anos de experiência na produção de lacticínios. A maioria tinha um efetivo grande, pertencia à categoria de proprietários semi-médios e auferia um nível de rendimento anual mais elevado. Mais de três quartos (78,33%) dos inquiridos tinham um elevado nível de comportamento na procura de informação e dois terços dos inquiridos tinham um elevado nível de exposição aos meios de comunicação social.

Atreyaet *al.* (2018) revelaram que o número máximo de inquiridos, 58%, se encontrava no grupo etário (32-62), sendo 15% alfabetizados, 73% de outra casta atrasada, 74% de família nuclear, 62% de tamanho médio de família (5-11 membros), 93% de tamanho marginal de terra (menos de 1 ha), 36% de ocupação agrícola, 63% de rendimento anual de categorias baixas (até 87165 Rs), 33% de casas de pucca, 72% de posse de material geral de categorias médias (13 a 37 equipamentos), respetivamente. Do mesmo modo, no caso dos produtores de leite não associados, a maioria dos inquiridos (59%) encontrava-se no grupo etário (32-61), sendo 14% alfabetizados, 65% de outra casta atrasada, 69% de família nuclear, 79% de família de dimensão média (5-11 membros), 98% de dimensão marginal da propriedade (menos de 1 ha), 37% de ocupação agrícola, 56% de rendimento anual de categorias baixas (até 87165 Rs), 40% de casas de pucca, 62% de posse de material geral de categoria média (13 a 37 equipamentos), respetivamente.

Godaraet *al.* (2018) revelaram que a maioria (51,00%) estava na faixa etária média, seguida pela idade avançada (36,00%). Também revelaram que a maioria das casas era controlada por pessoas de meia-idade e mais velhas. A menor percentagem de jovens envolvidos em práticas de criação de animais. Os produtores de leite aperceberam-se da importância da educação, cerca de 18,00% dos inquiridos eram analfabetos e 82,00% eram alfabetizados. 41,00% dos inquiridos possuíam um efetivo médio, seguido de um efetivo pequeno (36,50%). Quanto à posse de terra, cerca de 7,50, 31,50, 21,50, 14,00 e 15,50% dos inquiridos pertenciam à categoria de sem terra, marginal, pequena, média e grande, respetivamente. Os resultados globais mostraram que 46,00, 31,50 e 22,50% dos inquiridos tinham uma família de dimensão média, pequena e grande, respetivamente. Observou-se que 42,50, 38,00 e 19,50% dos inquiridos pertenciam a uma classe económica razoável, pobre e muito pobre, respetivamente.

Rahim *et al.* (2018) revelaram que todos os búfalos eram autóctones e todos os agricultores utilizavam erva natural cultivada em terrenos planos. Cerca de 7% dos agricultores utilizavam rações mistas que compravam no mercado local e nenhum utilizava suplementos vitamínicos e minerais. Todos os agricultores utilizavam métodos naturais de criação. Cerca de 40 e 67% dos agricultores praticavam a vacinação e a desparasitação, respetivamente. Cerca de 27% dos agricultores separavam os animais doentes dos animais saudáveis. Noventa e cinco por cento dos agricultores permitiam o acesso ao ar livre e à pastagem e nenhum agricultor criava búfalos machos e fêmeas separadamente. Cerca de 97% dos agricultores não mantinham registos dos animais e apenas 3% mantinham os seus registos. A maioria dos agricultores pertencia a categorias de meia-idade (47%). O nível de escolaridade dos agricultores" era, respetivamente, sem escolaridade (20%), primário (50%), secundário (20%), secundário superior (7%) e licenciatura (3%). O envolvimento dos inquiridos em actividades agrícolas, empresariais e governamentais foi de 80, 13 e 7%, respetivamente. Os inquiridos utilizaram capital próprio, empréstimos bancários e de ONGs para a produção de búfalos: 80, 13 e 7%, respetivamente. A falta de terra de pastagem, conhecimentos técnicos, instalações de formação, indisponibilidade de água potável, custo mais elevado para o vaqueiro e infestação parasitária sobre a produção de búfalos foram 53, 80, 80, 30 ,50, e, 40%, respetivamente.

Sachanet *al.* (2018) realizaram um estudo para determinar o grau de adoção de práticas melhoradas de criação de búfalos e a sua relação com as características socioeconómicas dos produtores de leite no distrito de Unnao, no estado de Uttar Pradesh, na Índia. O estudo revelou que o grau geral de adoção de práticas de criação de búfalos na área de estudo era de cerca de 40,40%. Verificou-se que a exposição aos meios de comunicação social, a propriedade fundiária, a dimensão do rebanho, o consumo de leite, a venda de leite e os conhecimentos gerais tinham uma relação positiva e significativa com a adoção geral, com um nível de significância de 1%, ao passo que a pessoalidade local, a pessoalidade cosmopolita e a produção de leite tinham uma relação positiva e significativa com a adoção geral, com um nível de significância de 5%.

Koliet *al.* (2019) mostrou os resultados que, a maioria dos entrevistados pertencia à meia-idade (53,00 %), educados até o ensino médio (50,00 %), (49,00%) tinham família média, (78,50 %) pertenciam à família do tipo nuclear, (33.00 %) possuíam uma pequena propriedade (até 1,01 a 2,00 ha.), (76,50 %) possuíam um efetivo médio, (79,00 %) possuíam raças descritoras, (63,00 %) tinham uma experiência média em produção leiteira, (68.50 %) tinham um nível médio de rendimento anual, (92,50 %) tinham um nível médio de venda de leite, (71,50 %) pertenciam a um nível médio de orientação científica, (58,50 %) tinham um nível médio de preferência pelo risco, (64,50 %) tinham um contacto médio com a extensão, (57,00 %) tinham um nível médio de motivação económica, (93,50 %) tinham um nível elevado de conhecimentos e (81,50 %) tinham um nível médio de adoção das práticas modernas de produção de leite e de criação de animais.

Gopiet *al.* (2020) realizaram um estudo para explorar o perfil socioeconómico e os constrangimentos enfrentados pelos produtores de leite do distrito de Cuddalore, em Tamil Nadu. Os dados foram recolhidos junto de 60 produtores de leite inquiridos através de um programa de entrevistas estruturado desenvolvido para o estudo. O estudo indicou que 46,67% dos agricultores pertenciam a um grupo etário superior a 45 anos e eram analfabetos (36,70%). A maioria (51,70%) tinha como ocupação principal a produção de lacticínios e a agricultura e tinha mais de 10 anos de experiência agrícola. Os principais constrangimentos enfrentados pelos inquiridos foram a falta de sensibilização para as tecnologias mais recentes, a escassez de pastagens e de água na produção leiteira e a falta de serviços de extensão veterinária a nível local.

2.2 Práticas de gestão da reprodução

Rangammaet *al.* (2016) indicaram que, no geral, 98% dos inquiridos praticavam a deteção de cio apenas através da observação dos sinais de estro, tais como urinar frequentemente e descarga de muco na área de estudo. Esta prática foi mais semelhante nas áreas rurais, semi-urbanas e urbanas. O tempo de reprodução das búfalas, seguindo o método AM-PM, foi praticado por 67,60% dos produtores de leite na área de estudo, tendo-se observado que a taxa de reprodução foi mais elevada na área rural (90%) do que nas áreas semi-urbanas (64%) e urbanas (30%). A inseminação artificial em búfalas foi totalmente adoptada por um total de 74% dos produtores de leite na área de estudo, tendo-se verificado que a ft era mais elevada nas áreas semi-urbanas (79%) e urbanas (78%) do que na área rural (67%). O diagnóstico de gravidez foi adotado por um total de 86% dos inquiridos na área de estudo, tendo sido mais elevado nas áreas urbanas (94%) e semi-urbanas (92%) do que na área rural (76%). A maioria das búfalas pariu na estação das chuvas (55,20%), seguida do inverno (39,20%) e do verão (5,60%) na área de estudo. A mesma tendência foi observada nas zonas rurais, semi-urbanas e urbanas. Além disso, verificou-se também que, em geral, 68% dos inquiridos adoptaram o tratamento de búfalas anestrosas/reprodutoras nos dispensários veterinários, tendo-se verificado que a taxa de natalidade era mais elevada na zona urbana (86%) do que nas zonas semi-urbanas (67%) e rurais (60%).

Dar *et al.* (2017) referiram que a maioria (81,50%) dos inquiridos detectava o cio nos búfalos e que os próprios agricultores detectavam o cio observando eles próprios o comportamento de montar, o mugido, a vibração da cauda, a inquietação, etc. A maior parte dos inquiridos (67,25%) utilizava um touro de raça conhecida para a cobrição natural, ao passo que 32,75% referiram a cobrição por um touro de raça desconhecida. A maioria (91,25%) dos inquiridos não praticava o diagnóstico de gravidez. Uma proporção considerável dos inquiridos (48,00%) tratava o anestro consultando um veterinário local, seguindo-se o auto-tratamento (36,50%), o charlatão da aldeia (10,75%) e o assistente de pecuária (4,75%).

Viswkarmaet *al.* (2018) revelaram que, entre os vários sinais comportamentais de cio, a maioria (46,66%) dos agricultores acreditava na descarga de muco e no berro como sintomas de cio, enquanto 33,34% dos agricultores confiavam apenas na montagem, seguida de micção frequente e descarga de muco. O serviço natural é praticado pela maioria dos agricultores. Os resultados do estudo também revelam que a percentagem máxima de agricultores que adoptaram a prática do diagnóstico de gravidez foi determinada pelos seus próprios juízos, seguidos pelos trabalhadores da Al e por um veterinário qualificado.

Pataet *al.* (2019) observaram que, em geral, a maioria dos agricultores praticava o serviço natural (59,00%) e os restantes utilizavam a inseminação artificial para a criação de búfalos. Em Junagadh e Porbandar, cerca de 60,56 e 59,00% dos agricultores praticavam o serviço natural tradicional usando o touro da aldeia. Em média, 76,34% dos inquiridos referiram que o cio tardio é a melhor altura para a inseminação, com 72,78 e 81,67%, respetivamente, nos distritos de Junagadh e Porbandar. Tanto em Junagadh como em Porbandar, a maioria dos agricultores preferiu o diagnóstico de gravidez para a confirmação da gravidez (89,44 e 90,83%, respetivamente) e o valor global foi de 90,00%. Os agricultores trataram, em média, 90,33% dos casos de búfalas anestésicas/repetentes, o que correspondeu a 87,78% e 94,17% nos distritos de Junagadh e Porbandar, respetivamente.

2.3 Práticas de gestão da alimentação

Kumar *et al.* (2017) revelaram que a maioria (80,00%) dos proprietários de animais fornece forragem verde aos seus animais ao longo do ano e os restantes 20,00% fornecem-na ocasionalmente, dependendo da sua disponibilidade. Da mesma forma, cerca de 65,83% das famílias usaram forragens verdes cultivadas, enquanto 34,17% usaram forragens verdes adquiridas no mercado ou gramíneas raspadas de terras de alcance, 56,67% dos proprietários de búfalos fornecem forragem verde após a trituração adequada, enquanto um número considerável de agricultores (43,33%) oferece forragem verde como tal sem trituração. Além disso, os resultados revelam que a maioria (66,67%) dos proprietários de búfalos fornece forragem verde aos seus animais, mantendo o peso corporal, enquanto os restantes (33,33%) agricultores fazem a alimentação verde com base na produção de leite dos búfalos. No que se refere à alimentação dos búfalos com ou sem pastagem, a observação reflecte que a maior parte dos criadores de búfalos (85,83%) na área em referência enviava os seus búfalos para pastar. No que respeita à frequência da alimentação com alimentos grosseiros, cerca de 89,17% dos agregados familiares alimentavam os seus búfalos duas vezes por dia, enquanto os restantes (10,83%) forneciam alimentos grosseiros três vezes por dia.

Dar *et al.* (2017) relataram que o pastoreio e a alimentação suplementar foram adoptados pela proporção máxima de inquiridos (95,50%), com 58,25% a utilizar uma combinação de forragem verde e forragem seca. A alimentação duas vezes por dia foi adoptada pelo máximo de agricultores (76,50%) e a regularidade da alimentação foi mantida pela maioria (89,75%). O tratamento de alimentos de má qualidade não foi praticado por nenhum dos agricultores. A maioria dos inquiridos (97,75%) não alimentava os animais de acordo com o seu nível de produtividade, enquanto 76,50% praticavam a alimentação numa fase mais tardia do período seco. Todos os agricultores praticavam a alimentação de acordo com o peso corporal e todos utilizavam o leite como fonte de alimentação dos animais jovens. A maioria (92,50%) dos inquiridos adoptou um padrão individual de alimentação.

Tadaviet *al.* (2017) observou que a maioria dos proprietários (54,45%) estava a fornecer 14,1-18 kg de forragens verdes aos animais leiteiros por dia. A maioria dos proprietários (56,43%) estava fornecendo 8,1-12 kg de volumosos secos para animais leiteiros por dia. A média de fornecimento de forragens verdes e secas foi de 16,43 kg e 8,40 kg, respetivamente. A maioria dos agricultores (62,37%) alimentava as suas búfalas com 11,3 kg de mistura de concentrados/animal/dia. O processamento científico da ração, como o enriquecimento de forragens grosseiras de baixa qualidade com ureia e a produção de silagem, não foi seguido por nenhum dos agricultores.

Godaraet *al.* (2018) revelaram que a maioria dos agricultores alimentava búfalos em estábulos e pastava em pastagens comuns/campos de pousio. Todos os inquiridos costumavam picar forragem seca antes da alimentação, enquanto 83,00% dos inquiridos picavam forragem verde. Um grande número (79,00%) de criadores de búfalos alimentava os búfalos com palha de trigo. Mais de metade (63,00%) demolhou e ferveu a mistura de concentrados antes da alimentação. Um grande número de criadores de búfalas alimentou as búfalas com uma mistura de concentrado durante a gestação e os vitelos jovens. Cerca de 97,50% dos inquiridos alimentaram os vitelos jovens com concentrado, enquanto que apenas 65,50% alimentaram as novilhas com mistura de concentrado. Cerca de 64,00% dos inquiridos deram concentrado (3-5 kg) a búfalas em lactação.

Pataet *al.* (2018) investigaram que 71,00% dos inquiridos praticavam a alimentação em simultâneo (estábulo+pastoreio), seguidos de 16,67% que praticavam a alimentação em estábulo e 12,33% que praticavam apenas o pastoreio. Verificou-se que a maioria dos inquiridos (80,00%) cultivava forragens verdes, seguidos de 20,00% de agricultores que não cultivavam forragens verdes. Do total de inquiridos, 92,67% não davam sal aos búfalos, enquanto 7,33% dos proprietários de búfalos davam sal aos búfalos. Cerca de 91,00% dos proprietários de búfalos não alimentavam os búfalos com mistura mineral, enquanto 9% dos proprietários de búfalos alimentavam os búfalos com mistura mineral. Além disso, 92,00% dos inquiridos ofereciam forragem verde, mas 8,00% ofereciam forragem verde esfolada aos seus búfalos. Também foi revelado que 65,67% dos inquiridos ofereciam concentrado aos seus animais durante a ordenha, 23,67% dos inquiridos não ofereciam concentrado aos seus búfalos, 7,33% dos inquiridos ofereciam concentrado antes da ordenha e 3,33% dos inquiridos ofereciam concentrado depois da ordenha. A maioria dos inquiridos (71,67%) alimentou os seus búfalos com bagaço de algodão como concentrado, seguindo-se 4,66% dos inquiridos que ofereceram alimentos compostos para gado como concentrado e 23,67% que não deram concentrado aos seus búfalos.

Mishra *et al.* (2018) revelaram que apenas alguns (2,20%) inquiridos progressistas das zonas periurbanas preparavam uma mistura de concentrado equilibrada para alimentar os seus búfalos. Os ingredientes individuais do concentrado (97,20%), tal e qual ou em estado triturado, eram utilizados na alimentação. Entre os vários métodos de processamento da ração, a imersão dos ingredientes da ração foi o mais popularmente adotado pelos agricultores (72,6%). Os inquiridos tinham a prática de alimentar os seus animais durante a ordenha (70%), de manhã e à noite. Os animais eram autorizados a pastar (82,40%) durante 6-8 horas por dia, juntamente com duas vezes a alimentação no estábulo. A forragem verde era utilizada para alimentar os animais, quer não cortada (65,20%), quer cortada (34,80%). A palha de trigo (65%) foi a primeira escolha como forragem seca, seguida da palha de arroz (25%), da palha de leguminosas e de outras (10%), que foi a última escolha. O concentrado foi fornecido apenas aos animais de rendimento. Cerca de 68% dos agricultores forneciam ocasionalmente sal comum aos seus animais. No entanto, 23,6% dos agricultores não forneciam sal comum aos seus animais. Muito poucos agricultores estavam a praticar a alimentação diária de sal comum, que era de apenas 8,4%. A alimentação de mistura mineral na ração animal era muito rara 6,0% no distrito também relataram que a alimentação de mistura mineral não era praticada e o sal comum era ocasionalmente alimentado mesmo para animais de alta produção de leite.

Viswkarmaet *al.* (2018) revelaram que a maioria dos proprietários de búfalos pratica o pastoreio a céu aberto, seguido de alimentação em semi-estábulo, enquanto 65% dos inquiridos estão autorizados a pastar em pastagens comuns. A maioria dos agricultores (70%) praticava a alimentação de forragens secas como tal e apenas 30% dos agricultores ofereciam forragens secas trituradas. A maioria (85%) dos inquiridos alimentava os seus animais com uma mistura de concentrado preparado em casa, seguida de uma mistura de concentrado preparado em casa e pronto a usar (13,33%) e pronto a usar (1,66%). Apenas 36,66% dos inquiridos forneciam regularmente sal extra aos seus animais de leite, enquanto que os suplementos de mistura mineral eram fornecidos regularmente aos seus animais de leite por apenas 25% dos agricultores.

2.4 Práticas de gestão das habitações

Kumar *et al.* (2017) revelam que, do total de 66,67% dos inquiridos, fornecem abrigo aos seus búfalos, enquanto 33,33% dos agricultores mantêm os seus animais sem abrigo. Em relação ao tempo gasto pelos animais no abrigo, apenas 20,83% dos proprietários de búfalos mantiveram seus búfalos o tempo todo em casa, seguidos por 49,17% dos agricultores que fornecem alojamento apenas à noite, enquanto 30,00% mantiveram seus búfalos em alojamento apenas em condições climáticas extremas. Cerca de 30,83% dos agricultores mantinham os búfalos perto da casa de habitação, 33,33% dentro da casa de habitação e 35,84% partilhavam a casa com os búfalos. Relativamente ao tipo de barracão, telhado e chão, os resultados indicam claramente que mais de metade (52,50%) dos agricultores possuíam um barracão de Kachcha e 47,50% tinham um barracão de tijolo de pucca cimentado. 36,67% dos agricultores tinham um barracão com telhado de pucca, 33,33% tinham um telhado de colmo e 30,00% dos proprietários de búfalos tinham um barracão com chapa de amianto. Da mesma forma, a maioria dos proprietários de búfalos (68,33%) tem um abrigo com chão de Kachcha e apenas cerca de um terço dos agricultores (31,67%) possui um chão de cimento de pucca para os seus animais leiteiros. Também foi revelado que apenas 22,50% dos inquiridos fornecem uma boa ventilação nas casas de gado leiteiro, 38,33% mantêm os seus búfalos em casas semi-ventiladas e 39,17% não fornecem ventilação na casa. Uma proporção considerável dos inquiridos (63,33%) alimentava os seus búfalos numa manjedoura separada, enquanto 36,67% dos proprietários de búfalos não tinham manjedoura. Apenas 54,17% das casas têm um declive para drenagem adequada da urina e das fezes e 64,17% dos inquiridos tomaram medidas adicionais para proteger os búfalos contra condições meteorológicas extremas.

Tadaviet *al.* (2017) indicou que os inquiridos tinham (50,66%, 58,21% e 55,34%) casa melhorada/pucca, casa tradicional e casa separada para os seus búfalos, respetivamente. Os (72,67%) dos inquiridos tinham chão de pedra e (9,33%) tinham chão de cimento e betão no curral dos búfalos. A maioria dos inquiridos (57,33%) tinha um telhado adequado de chapa galvanizada e (82,67%) dos inquiridos tinham mantido uma fossa de drenagem para a urina no estábulo, enquanto que em todos os grupos (71,33%) dos inquiridos tinham fornecido luz e ventilação suficientes no estábulo dos búfalos. Vrandaet *al.* (2017) estudaram que a maioria dos agricultores (61,67%) amarrou seus búfalos ao lado de sua casa. O telhado de chapa de ferro galvanizado foi fornecido por 72,22% dos agricultores e tinha sistema de habitação de linha única (80,00%). A manjedoura não era fornecida pela maioria (54,44%) dos agricultores e era utilizada para alimentar os animais no chão. Cerca de 75,00% dos agricultores não dispunham de um sistema de drenagem na habitação. Cerca de 71,12% dos agricultores disponibilizavam um espaço adequado para os búfalos. Do mesmo modo, a maior parte dos agricultores (52,22%) proporcionava luz e ventilação adequadas na habitação. Os cuidados de maneio durante o verão (41,67%) e o frio (91,67%) não eram geralmente praticados pela maior parte dos agricultores de todas as categorias.

Mishra *et al.* (2018) revelaram que os criadores de animais praticavam principalmente o alojamento dos seus animais numa fila única (93,40%) e apenas alguns criadores (6,60%) alojavam os seus animais num sistema de alojamento em fila dupla. Os estábulos da zona eram maioritariamente do tipo kachha (62,60%), seguidos de semipukka (26,8%) e de pukka (10,6%). Cerca de 63,6% dos animais avaliam a sua alimentação numa manjedoura de tamanho adequado, enquanto 36,4% avaliam a alimentação em manjedouras de tamanho inadequado. A ventilação dos estábulos era maioritariamente razoável (51,6%), seguida de boa (24,0%) e má (24,4%) ventilação. O sistema de drenagem dos estábulos era muito deficiente, tendo-se observado que mais de 51,0% dos agricultores não dispunham de fossa para estrume e deitavam o estrume dos animais em terreno aberto. O tamanho e a altura dos estábulos não eram os melhores na maioria das áreas estudadas.

Pataet *al.* (2018) revelaram que a maioria dos inquiridos (55,67%) tinha um barracão para búfalos localizado dentro da casa de habitação, enquanto 44,33% tinham um barracão separado fora de casa. A maioria dos inquiridos (55,67%) tinha um padrão de pavimento kuccha, seguido de 44,33% de um padrão de pavimento pucca. Verificou-se que 21,67% dos proprietários de animais leiteiros utilizavam pavilhões com canal de drenagem/fossa, enquanto 78,33% dos inquiridos utilizavam pavilhões que não continham canal de drenagem/fossa. Além disso, 87,33% dos inquiridos praticavam a alimentação em manjedoura, seguidos de 12,67% que não praticavam a alimentação em manjedoura. A maioria dos inquiridos (87,33%) fornecia luz e ventilação adequadas ao estábulo dos búfalos, seguidos de 12,67% que não forneciam luz adequada no estábulo dos búfalos. Também se concluiu que 76,67% dos inquiridos tinham estábulos com telhado de inclinação simples e 23,33% tinham telhado de inclinação dupla. Cerca de 78,00% dos proprietários salpicavam água nos búfalos para reduzir o stress provocado pelo calor, seguidos de 22,00% de proprietários de búfalos que praticavam a chafurdagem nos seus búfalos.

Viswkarmaet *al.* (2018) revelaram que 60% dos agricultores alojavam seus búfalos ao lado de sua própria casa, enquanto 40% dos agricultores tinham um galpão separado para os animais. A maioria dos agricultores preparou o telhado com materiais disponíveis localmente (81,67%), seguido de chapa de ferro galvanizado (18,33%). Da mesma forma, a maioria dos agricultores (71,66%) fornece uma manjedoura para alimentar os seus búfalos. Quase todos (100%) os agricultores fornecem luz e ventilação adequadas no galpão. Relativamente ao maneio estival dos búfalos, a maioria dos agricultores (93%) pratica maneio estival para proteger os búfalos do calor extremo. Mas muito poucos (18,33%) por cento dos agricultores tomaram medidas de maneio para proteger os búfalos do frio extremo.

Vikaset *al.* (2018) revelaram que a maioria (98,00%) dos inquiridos mantinha os seus animais em sistema de alojamento convencional. Também foi observado que 46,50 e 30,00% dos entrevistados mantinham seus animais dentro da casa de habitação e perto da casa de habitação, respetivamente. Cerca de metade (48,50%) dos agricultores tinham o chão inclinado no estábulo dos búfalos. Observou-se que mais de metade dos inquiridos (58,00) tinha *chão de cimento* no seu estábulo de búfalos e cerca de 42,00% dos inquiridos tinham *chão de cimento*. Os dados relativos à caraterística da sombra do telhado revelaram que cerca de 45,00% dos inquiridos tinham um telhado plano, enquanto 55,00% tinham um telhado de inclinação simples/dupla. Observou-se também que 35,00, 33,00, 14,00 e 18,00% dos inquiridos utilizavam amianto/estanho, laje de pedra, cimento e colmo para a cobertura do barracão, respetivamente. Verificou-se que 84,00% dos agricultores tinham ^wccomanger seguido de *kuttcha* 12,00% e manjedoura de madeira 4,00% para alimentar os animais. Cerca de 80,00% dos inquiridos não utilizavam qualquer material de cama durante o inverno. Enquanto 73,30% dos agricultores utilizavam folhas de cana-de-açúcar e 13,3% utilizavam palha como material de cama no inverno. No presente estudo, verificou-se que 72,00% dos inquiridos têm bebedouro no estábulo dos animais. Este estudo mostrou que 60,00% dos inquiridos dispunham de uma boa ventilação nos seus estábulos, 32,00% dispunham de uma boa ventilação e 8,00% dispunham de uma ventilação deficiente. Observou-se que a maioria dos inquiridos dependia de poços tubulares (80,00%), seguidos de lagos e canais (20,00%) como fonte de água potável para os seus animais leiteiros.

Gaikwadet *al.* (2019) observaram que o padrão de habitação aberta foi adotado por trabalhadores marginais, pequenos, grandes e sem terra como 39,71, 56,84, 37,36 e 77,47%, respetivamente. Enquanto o padrão de habitação fechada foi utilizado por trabalhadores marginais, pequenos, grandes e sem terra em 60,28, 43,15, 62,63 e 22,53%, respetivamente. A habitação kaccha foi adoptada por todas as categorias de inquiridos. Todas as categorias de inquiridos, incluindo os trabalhadores sem terra, também adoptaram habitações separadas. O pavimento da casa era de kaccha para todas as categorias de agricultores. Em quase todas as categorias de inquiridos, as casas são bem ventiladas. Relativamente ao sistema de drenagem da vacaria, 46,04% dos proprietários de vacarias negligenciaram a drenagem adequada da vacaria, mas 53,96% dos produtores de leite providenciaram a drenagem.

Patel *et al.* (2019) revelaram que 34,00% dos agricultores mantêm seus búfalos no galpão sob a árvore e em uma casa solta. A maioria dos abrigos de búfalos (63,20%) foi construída na orientação norte-sul. A maioria (83,33%) dos inquiridos amarra os seus búfalos durante todo o dia e toda a noite. A maioria (53,33%) dos inquiridos mantinha os búfalos leiteiros na sua própria habitação. A maior parte dos inquiridos utilizava chapas de ferro e material de colmo como telhado (66,98% e 17,93%) e era suportado por postes de ferro (64,15%) e mais de metade (58,50%) tinha um único telhado inclinado. Cerca de 86,00% dos inquiridos tinham um chão de terra batida com uma manjedoura temporária assistida por madeira (41,33%). Apenas 3,33% dos inquiridos dispunham de uma arrecadação. Cerca de 56% dos inquiridos dispunham de iluminação no estábulo dos búfalos. Apenas 2,67% dos inquiridos dispunham de uma ventoinha de teto nos estábulos dos búfalos para atenuar o stress térmico. A proporção máxima (80,67%) dos inquiridos fornecia água manualmente aos búfalos. Apenas 23,33% dos inquiridos armazenavam o estrume numa fossa e a maioria (90,00%) dos agricultores armazenava o estrume perto do abrigo dos búfalos, fazendo um monte de estrume. Cerca de 6,67% dos inquiridos tinham o seu próprio viveiro de criação de búfalos.

2.5 Práticas de gestão dos cuidados de saúde

Rangammaet *al.* (2016) indicaram que quase todos os produtores de leite nas áreas rurais (96%), semi-urbanas (98%) e urbanas (98%) vacinavam os búfalos contra a febre aftosa e as doenças de HS na área de estudo. Também se observou que os produtores de leite praticavam a desparasitação regular dos búfalos adultos nas zonas rurais (19%), semi-urbanas (13%) e urbanas (22%) da área de estudo. O controlo de ectoparasitas utilizando insecticidas em búfalos adultos era praticado por muito poucos produtores de leite nas zonas rurais (2%), semi-urbanas (6%) e urbanas (20%) da área de estudo. O isolamento dos animais doentes foi adotado pela maioria dos produtores de leite das zonas urbanas (70%), semi-urbanas (44%) e rurais (42%) da área de estudo. A maioria dos produtores de leite consultou o veterinário para o tratamento dos animais doentes nas zonas urbanas (74%), semi-urbanas (72%) e rurais (62%) da área de estudo. Também consultaram um para-veterinário para o mesmo fim nas zonas rurais (25%), semi-urbanas (19%) e urbanas (28%). Observou-se também que a maioria dos produtores de leite classificou as instalações veterinárias como satisfatórias nas zonas rurais (70%), semi-urbanas (72%) e urbanas (48%), ao passo que muito poucos produtores de leite as classificaram como boas nas zonas rurais (15%), semi-urbanas (24%) e urbanas (32%) da área de estudo.

Vrandaet *al.* (2017) investigaram que a maioria dos agricultores tinha instalações de cuidados de saúde animal (77,78%) e estavam a aproveitar os serviços de cuidados de saúde animal tanto do pessoal veterinário como do para-veterinário (36,12%). Os agricultores davam banho aos seus búfalos uma vez por semana (53,33%) e nunca utilizavam desinfectantes para limpar o estábulo (97,22%). Uma percentagem elevada de agricultores não tomou quaisquer medidas de precaução em relação a animais doentes/doentes (73,88%) e ao controlo de ectoparasitas (46,67%). Além disso, a maioria (88,89%) não tomou quaisquer cuidados especiais de maneio durante a gravidez avançada. A maior parte dos agricultores expressou a insuficiência de informação sobre a importância/calendário da desparasitação como um dos principais constrangimentos dos cuidados de saúde animal.

Viswkarmaet *al.* (2018) revelaram que a vacinação foi adoptada por 26,66% dos inquiridos para os seus animais contra a febre aftosa e a septicemia hemorrágica, enquanto 73,33% dos agricultores não seguiram a prática de vacinação contra estas doenças. A desparasitação regular dos búfalos foi seguida por apenas 10,00% dos inquiridos, enquanto 20,00% dos inquiridos a seguiram ocasionalmente e os restantes 70,00% dos agricultores não praticaram a desparasitação. Também se observou que muito poucos (10,00%) inquiridos praticavam a desparasitação dos seus vitelos a intervalos regulares. Relativamente às condições sanitárias dos estábulos, verificou-se que 90,00% dos estábulos estavam limpos e apresentavam boas condições, seguidos de 10,00% de condições satisfatórias. A maioria dos inquiridos (68,34%) tratou os seus animais doentes com um médico veterinário/A.V.F.O., seguido de 31,66% dos inquiridos que trataram os seus animais doentes com charlatãcs. Os dados do estudo também revelaram que todos (100%) os proprietários de búfalos isolaram os seus animais doentes dos saudáveis. A percentagem da perceção dos inquiridos relativamente à disponibilidade de instalações veterinárias como boa, satisfatória e má foi indicada como 33,33, 41,66 e 25 por cento, respetivamente.

Gaikwadet *al.* (2019) observaram que a limpeza do galpão era praticada por 80,86, 81,84, 77,28 e 89,43% dos trabalhadores marginais, pequenos, grandes e sem terra, respetivamente. Também todos os agricultores e trabalhadores sem terra praticavam a lavagem do úbere, a limpeza dos utensílios de ordenha e a limpeza das mãos antes da ordenha. O calendário de vacinação era seguido por 76,56% dos inquiridos, mas, comparativamente, a maioria dos produtores de leite não testava os seus animais para detetar mastites (86,35%), não fazia o seguro dos animais (98,22%) e não aplicava as técnicas de I.A. aos seus animais (83,22%). A maioria dos inquiridos lava os seus animais diariamente (50,73%), semanalmente (29,47%) e poucos o fazem quinzenalmente (13,22%) e mensalmente (6,56%).

Pataet *al.* (2019) observaram que a maioria dos inquiridos assistiu ao parto e cuidou dos vitelos após o parto (98%) e limpou os vitelos (93,67%). No entanto, poucos agricultores praticavam a ligadura/corte e desinfeção do cordão umbilical (14,33%) e davam colostro ao vitelo (33,33%). A maioria dos proprietários desparasitava os bezerros (71,67%), deixava-os mamar (77%) numa teta (91,33%) e oferecia verduras (96,67%) ou concentrado (94,67%) aos bezerros aos 3 meses de idade. A maioria dos inquiridos praticava a vacinação (84,67%), particularmente a F.M.D. (68,67%), mas poucos agricultores desparasitavam os seus animais (11,00%). Os proprietários de búfalos limpavam o bebedouro/manjedoura todos os dias na maioria dos casos (59,67%), mas limpavam o estábulo em dias alternados (47,67%). A maioria dos proprietários isolou os búfalos doentes (87,67%), utilizou medicamentos para ectoparasitas (80,67%), lavou o quarto traseiro após a expulsão da placenta (93,00%) e chamou o inspetor de gado para tratar os seus búfalos (55,33%). Os distúrbios metabólicos eram o principal problema dos búfalos (50,33%).

2.6 Saúde e estado nutricional durante o período de transição

Kumar *et al.* (2017) revelam que a maioria dos agregados familiares (82,50%) fornece uma mistura de concentrado caseiro. No entanto, alguns segmentos de proprietários de gado (17,50%) testemunharam ter comprado a mistura concentrada no mercado para alimentar os seus búfalos. Aproximadamente mais de dois terços dos agregados familiares pareciam refletir que sabiam da importância de alimentar os animais leiteiros com sais comuns. Do total, 68,33% dos agregados familiares fornecem sais comuns em mistura concentrada aos búfalos. Cerca de 89,17% dos agregados familiares na área de estudo alimentaram os búfalos com uma quantidade pesada de mistura concentrada e os restantes 10,83% alimentaram os búfalos com mistura concentrada numa base arbitrária, utilizando um pote de medição. Antes da alimentação, 95,83% dos agregados familiares colocavam a mistura de concentrado de molho em água durante algumas horas. A maior parte dos agricultores (78,33%) alimentava as búfalas com concentrado diariamente antes da ordenha, 15,00% por cento por ordenha e apenas 6,67% ofereciam-no depois da ordenha. No que respeita ao modo de alimentação, 86,67% dos agricultores forneciam concentrado juntamente com alimentos grosseiros, enquanto 13,33% forneciam concentrado separadamente às suas búfalas. A maioria dos agricultores (85,00%) oferece água potável três vezes por dia aos seus búfalos.

Tadaviet *al.* (2017) indicaram que o número máximo de búfalos (64,67%) entra em cio na estação do inverno. Enquanto a maioria dos partos foi denotada na estação chuvosa (54,66%), seguida pela estação de inverno (33,34%) e na estação de verão (12,00%). O subsídio de gravidez à taxa de 0,65 kg/dia/animal foi fornecido às búfalas prenhes. De um modo geral, 55,33 e 83,33% dos inquiridos praticaram·a lavagem diária das suas búfalas prenhes e proporcionaram exercício suficiente às suas búfalas, respetivamente, para as manter frescas e saudáveis. 7,33% dos agricultores ordenhavam as suas búfalas num local limpo e separado, enquanto que a lavagem do úbere antes da ordenha era adoptada por 100% dos inquiridos. O método de ordenha com os dedos foi adotado por 78,00% dos inquiridos para ordenhar as suas búfalas. No total, 82,00% dos inquiridos seguiram a vacinação contra doenças contagiosas com a ajuda de organizações governamentais. No geral, 25,34% seguem a desparasitação. Por outro lado, 31,33% dos inquiridos adoptaram o programa de vacinação antecipada para controlar as doenças. Verificou-se também que 48,00% dos inquiridos separam os búfalos doentes dos saudáveis. A prática de controlo das carraças e dos ácaros foi adoptada por 82,66% dos inquiridos.

Saritaet *al.* (2017) revelaram que a maioria dos agricultores (80,8%) vacinava os seus animais contra as doenças contagiosas. Apenas alguns agricultores (28,8%) adoptavam a desparasitação dos animais adultos, enquanto a maioria (56,4%) dos produtores de leite desparasitava os seus vitelos apenas após a infestação. A maioria dos agricultores (99,2%) não adoptava a desinfeção dos estábulos dos animais, enquanto 15,2% dos agricultores utilizavam desinfetante para dar banho aos animais. Observou-se que o isolamento dos animais doentes era feito apenas por 23,6% dos agricultores e que as medidas de controlo dos ectoparasitas adoptadas pelos produtores de leite eram diferentes. Verificou-se que 66,4% dos agricultores seguiam a dose e a duração recomendadas dos medicamentos para os seus animais e 72,4% aparavam os chifres dos seus animais. Apenas 31,2% dos inquiridos não manipulavam o feto abortado e as descargas com as mãos desprotegidas e 26,8% seguiam o período de retenção do leite animal tratado com medicamentos antes do consumo. Em geral, cerca de 66,8% dos agricultores tinham um nível médio de adoção.

Mishra *et al.* (2018) revelaram que a alimentação com concentrado era mais comum entre as búfalas de produção razoável a elevada, embora a quantidade que alimentavam fosse insatisfatória. Também indicou que apenas 13,2% dos inquiridos alimentavam com concentrado as búfalas que produziam menos de 2,5 litros de leite por dia. O resto dos búfalos desta categoria dependiam apenas de palhas e ervas de pastagem. No entanto, 78,6% dos inquiridos forneciam concentrado juntamente com forragens grosseiras às suas búfalas que produziam mais de 2,5 litros de leite por dia. As práticas de alimentação com concentrado no início da gestação eram muito pouco comuns entre os inquiridos, ao passo que a alimentação com concentrado para búfalas em gestação avançada era praticada por 32,2% dos inquiridos. Não foi oferecido concentrado às búfalas secas e prenhes de todas as categorias. Dependiam apenas de palhas e de erva de pasto.

3 MATERIAIS E MÉTODOS

O capítulo Materiais e Métodos é considerado como uma "planta" do arquiteto da investigação. Este capítulo trata habitualmente das etapas processuais necessárias para atingir os objectivos estabelecidos para a presente investigação. Por conseguinte, este capítulo orienta o curso de ação a seguir, descreve e explica operacionalmente as variáveis e outros termos relacionados e também fornece uma justificação, sempre que necessário. Neste capítulo, foi feita uma tentativa de explicar os vários métodos e procedimentos seguidos para investigar o problema com os seguintes subtítulos.

3.1 Localização do estudo

3.1.1 Breve descrição da zona de estudo

3.1.2 Perfil da zona de estudo

3.2 Plano de amostragem

3.2.1 Seleção do Estado

3.2,2 Seleção da divisão

3.2.3 Seleção do distrito

3.2.4 Seleção de tehsils e aldeias

3.2,5 Tehsils e aldeia do distrito de Rewa

3.2.5.1 Perfil do distrito de Rewa

3.2.6 Tehsils e aldeia do distrito de Satna

3.2.6.1 Perfil do distrito de Satna

3.2.7 Tehsils e aldeia do distrito de Sidhi

3.2.7.1 Perfil do distrito de Sidhi

3.2.8 Tehsils e aldeia do distrito de Singrauli

3.2.8.1 Perfil do distrito de Singrauli

3.3 Seleção dos inquiridos

3.4 Variáveis e suas medidas

3.5 Recolha de dados e análise estatística

3.1 LOCALIZAÇÃO DO ESTUDO

3.1.1 Breve descrição da zona de estudo

O presente estudo foi realizado no distrito de Rewa, em Madhya Pradesh. O estado, a divisão e o distrito foram seleccionados propositadamente pelas seguintes razões

3.1.2 Perfil da zona de estudo

Os principais problemas relacionados com a criação de búfalas são a idade tardia de maturidade, o longo intervalo entre partos e o cio silencioso. Se os agricultores adoptarem corretamente a alimentação, a criação e outras práticas de gestão, será possível atingir o nível desejado de produção de leite. Devido a este problema, era urgente explorar os conhecimentos dos produtores de leite relativamente às práticas de criação de búfalos e ao desempenho produtivo e reprodutivo dos búfalos geridos pelos produtores de leite.

3.2 PLANO DE AMOSTRAGEM

3.2.1 Seleção do Estado

O Madhya Pradesh produziu 14,72 milhões de toneladas de leite em 2019-20, ocupando a 6.ª posição[st] na produção de leite no país. É um dos maiores estados do país com uma grande população pecuária, representando 35,94% do gado, 20,45% dos búfalos e 20,45% da população caprina do país. De acordo com o recenseamento do efetivo pecuário de 2020, o Estado tem 142,11 milhões de bovinos autóctones, 50,42 milhões de bovinos cruzados e 10,3 milhões de búfalos.

3.2.2 Seleção da divisão

O Madhya Pradesh está dividido em dez divisões (Bhopal, Chambal, Gwalior, Indore, Jabalpur, Narmadapuram, Rewa, Sagar, Shadol e Ujjain). Há um total de 52 distritos em dez divisões.

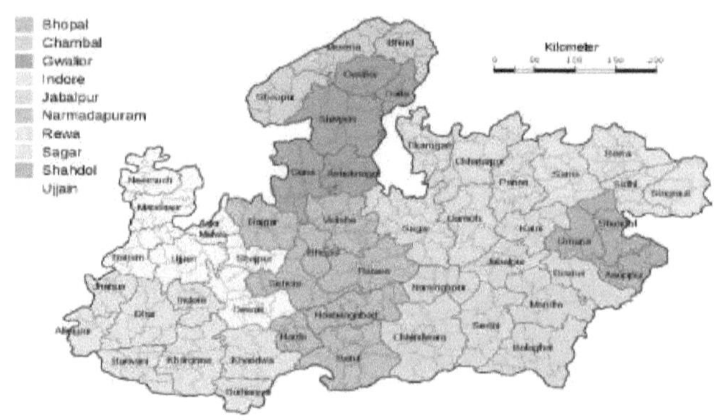

3.2.3 Seleção do distrito

A divisão de Rewa abrange os distritos de Rewa, Satna, Sidhi e Singrauli. Este distrito foi selecionado propositadamente, uma vez que o rácio entre a população de búfalos e a população bovina é mais elevado neste distrito.

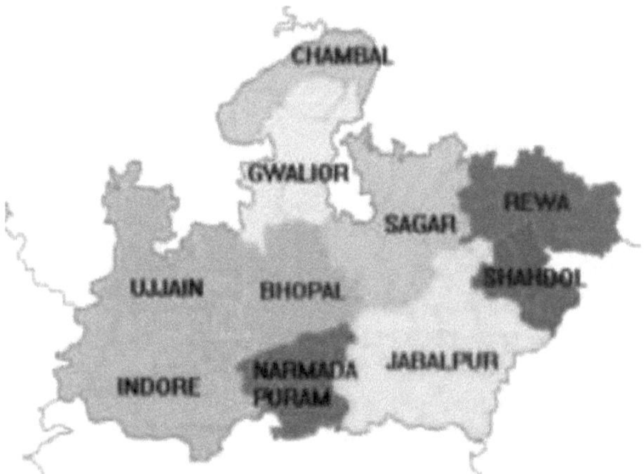

Quadro 3.1 Diferentes distritos com o rácio entre a população de búfalos e a de bovinos

S. Não.	Distritos	Gado	Búfalo	Rácio (búfalos/animais)
1.	Rewa	662769	170806	0.257716
2.	Satna	579909	196178	0.338291
3.	Sidhi	520013	94039	0.18084
4.	Singrauli	549102	80167	0.145997

Fonte: Department of former.gov.in, govt, of India (2012)

3.2.4 Seleção de Tehsils e Aldeias de cada distrito identificado

Foram seleccionados aleatoriamente três tehsils de cada distrito identificado. De cada tehsil selecionado, foram escolhidas aleatoriamente duas aldeias. Após a seleção das aldeias, foi realizado um inquérito preliminar nas aldeias seleccionadas para conhecer o número total de agricultores que praticam a produção leiteira.

3.2.5 Tehsils e aldeias do distrito de Rewa

Três tehsils (Teonther, Jawa e Hanumana) foram seleccionados aleatoriamente no distrito de Rewa. De cada tehsil selecionado, foram seleccionadas aleatoriamente duas aldeias, o que significa que foram seleccionadas seis aldeias no total (Hanumana, Barha, Banigawan, Janakhai kalan, Khatkhari e Gauri).

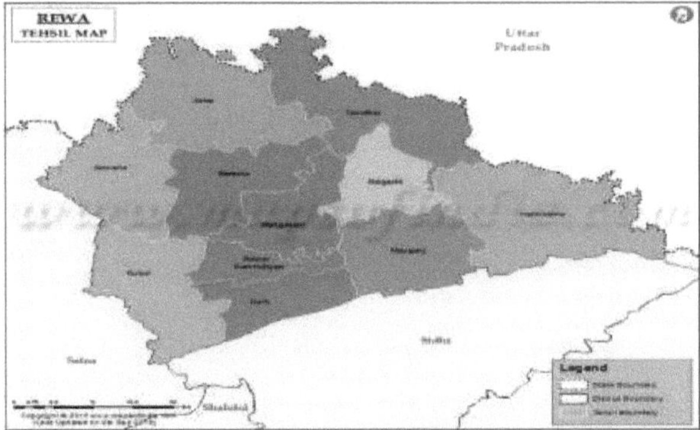

Quadro 3.2 O Tehshil e a aldeia seleccionados do distrito de Rewa

Distrito	Tehshil	Aldeia
Rewa	Teonther	Maghigawan
		Barha
	Jawa	Banigawan
		Janakhai kalan
	Hanumana	Khatkhari
		Gauri

3.2.5.1 Perfil do distrito de Rewa

Rewa situa-se entre 24° 18" e 25° 12" de latitude norte e 81° 2" e 82° 18". O distrito é limitado a norte pelo Uttar Pradesh, a leste e sudeste por Sidhi, a sul por Shahdol e a oeste por Satna. Faz parte da Divisão de Rewa e tem uma área de 6.240 km^2 . Rewa tem um clima subtropical húmido, com Invernos frios e nublados, Verões quentes e uma estação de monção húmida. O verão começa no final de março e prolonga-se até meados de junho, com uma temperatura média de cerca de 30 °C (86 °F), sendo o pico do verão em maio, quando as temperaturas máximas ultrapassam regularmente os 45 °C (104 °F).

Quadro 3.3 Perfil do distrito de Rewa

S.N.	Particularidades	Valor
1.	Área geográfica total	6240 Km^2
2.	Tehsils	12
3.	N.º de blocos	12
4.	N.º de aldeia	24
5.	População total (Humana)	52,6 milhões de euros
6.	População rural	52,557,404
7.	População masculina	27,149,388
8.	População feminina	25,408,016
9.	Efetivo pecuário	1234471 LC
10.	População bovina	662727 LC
11.	População de búfalos	261638LC
12.	População ovina	23388LC
13.	Povoamento caprino	276944LC
14.	População suína	9774 LC

3.2.6 Tehsils e Aldeia do distrito de Satna

Três tehsils (Nagod, Maihar e Raghuraj Nagar) foram seleccionados aleatoriamente no distrito de Satna. De cada tehsil selecionado, foram seleccionadas aleatoriamente duas aldeias, o que significa que foram seleccionadas seis aldeias no total (Semarwara, Bamhaur, Podi, Bharauli, Rampur e Guluwa).

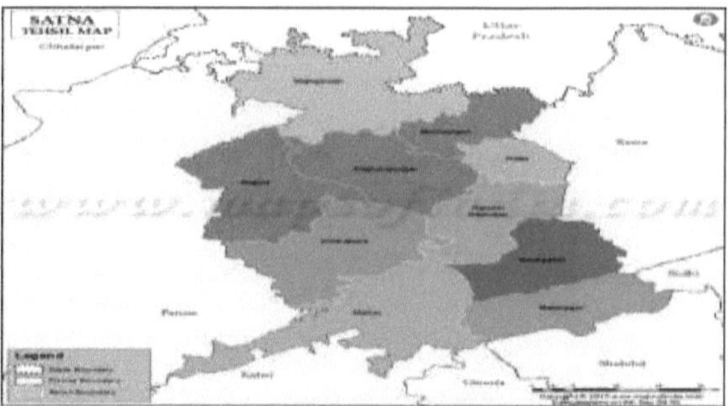

Quadro 3.4 O Tehshil e a aldeia seleccionados do distrito de Satna

Distrito	Tehshil	Aldeia
	Nagod	Semarwara
		Bamhaur
	Maihar	Podi
Satna		Bharauli
	Raghuraj Nagar	Rampur
		Guluwa

3.2.6.1 Perfil do distrito de Satna

Satna está situada a 24,34°N 80,49°E, com uma altitude média de 315 metros. Satna tem um clima subtropical húmido com verões quentes, uma estação de monção um pouco mais fresca e invernos frios. A estação das monções é muito chuvosa, de junho a setembro.

Quadro 3.5 Perfil do distrito de Satna

S. Não.	Particularidades	Valor
1.	Área geográfica total	7148ha
2.	Tehsils	12
3.	N.º de blocos	12
4.	N.º de aldeia	24
5.	População total (Humana)	52,6 milhões de euros
6.	População rural	52,557,404
7.	População masculina	27,149,388
8.	População feminina	25,408,016
9.	Efetivo pecuário	1113060 LC
10.	Gado	576420 LC
11.	Búfalos	243170LC
12.	Ovinos	19005LC
13.	Cabra	270234LC
14.	Porco	4231 LC

3.2.7 Tehsils e Aldeia do distrito de Sidhi

Três tehsils (Sihawal, Gopdbanas e Majhauli) foram seleccionados aleatoriamente no distrito de Sidhi.

De cada tehsil selecionado, foram seleccionadas aleatoriamente duas aldeias, o que significa que foram seleccionadas seis aldeias no total (Bithauli, Bichhri, Upani, Bhatha, Tala e Saraiha).

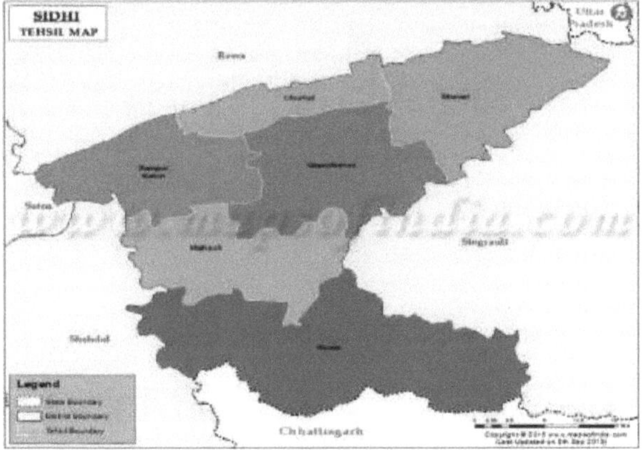

Quadro 3.4 O Tehshil e a aldeia seleccionados do distrito de Satna

Distrito	Tehshil	Aldeia
Satna	Nagod	Semarwara
		Bamhaur
	Maihar	Podi
		Bharauli
	Raghuraj Nagar	Rampur
		Guluwa

3.2.7.1 Perfil do distrito de Sidhi

Sidhi está situada a 24,42°N 81,88°E. Tem uma altitude média de 272 metros (892 pés) e cobre uma área geográfica de 10.536 km^2 . O distrito faz fronteira com o distrito de Singrauli a nordeste, com o distrito de Koriya de Chhattisgarh do Uttar Pradesh a leste e com o distrito de Rewa a oeste.

Quadro 3.7 Perfil do distrito de Sidhi

S. Não.	Particularidades	Valor
1.	Área geográfica total	10526 km^2
2.	Tehsils	12
3.	N.º de blocos	12
4.	N.º de aldeia	24
5.	População total (Humana)	52,6 milhões de euros
6.	População rural	52,557,404
7.	População masculina	27,149,388
8.	População feminina	25,408,016
9.	Efetivo pecuário	941494LC
10.	Gado	520008LC
11.	Búfalos	110308LC
12.	Ovinos	11759LC
13.	Cabra	291417LC
14.	Porco	8002 LC

Fonte: farmars gov.in **e google**

3.2.8 Tehsils e aldeia do distrito de Singrauli

Três tehsils (Chitrangi, Deosar e Waidhan) foram seleccionados aleatoriamente no distrito de Singrauli. De cada tehsil selecionado, foram seleccionadas aleatoriamente duas aldeias, o que significa que foram seleccionadas seis aldeias no total (Pondi ou Bagdari, Kusahi, Jhara, Jiawan, Harrahawa e Tiyara).

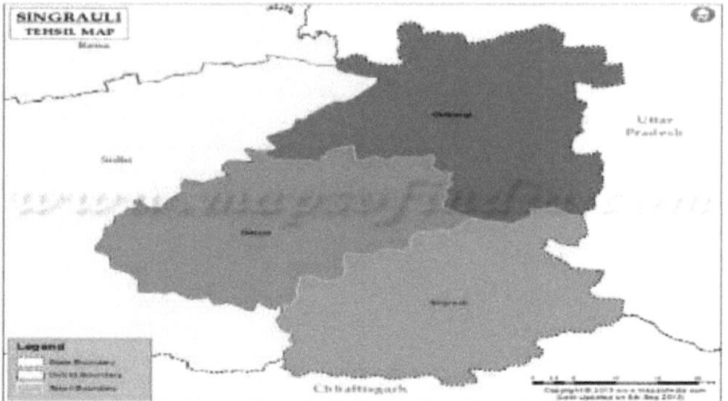

Quadro 3.8 O Tehshil e a aldeia seleccionados do distrito de Singrauli

Distrito	Tehshil	Aldeia
Singrauli	Chitrangi	Pondi (Bagdari)
		Kusahi
	Deosar	Jhara
		Jiawan
	Waidhan	Harrahawa
		Tiyara

3.2.8.1 Perfil do distrito de Singrauli

O distrito de Singrauli está situado na parte nordeste de Madhya Pradesh, com uma área geográfica de 567200 ha e estende-se pelas latitudes norte 230 49" e 24"42" e pela longitude leste. 810 18" a 820 48". A precipitação normal do distrito é de 1132,7 mm. A precipitação máxima ocorre durante o período das monções do sudoeste. 89% da precipitação anual ocorre durante o período das monções, ou seja, de junho a setembro. julho é o mês mais húmido do ano.

Quadro 3.9 Perfil do distrito de Singhrauli

S. Não.	Particularidades	Valor
1.	Área geográfica total	567200ha
2.	Tehsils	12
3.	N.º de blocos	12
4.	N.º de aldeia	24
5.	População total (Humana)	52,6 milhões de euros
6.	População rural	52,557,404
7.	População masculina	27,149,388
8.	População feminina	25,408,016
9.	Efetivo pecuário	856230LC
10.	Gado	549098 LC
11.	Búfalos	81239LC

12.	Ovinos	4320LC
13.	Cabra	219809LC
14.	Porco	1764 LC

Fonte: farmars gov.in **e google**

3.3 SELECÇÃO DOS INQUIRIDOS

Em cada aldeia selecionada, foi elaborada uma lista de produtores de leite com base na propriedade fundiária e na dimensão do rebanho, tendo sido seleccionados apenas os produtores de leite que, na altura do inquérito, tinham mais de 50% de búfalos no seu rebanho e que tinham completado pelo menos uma lactação. Em cada aldeia, foram seleccionados proporcionalmente 10 produtores de leite da lista preparada. Assim, o estudo abrangeu um total de 240 produtores de leite da zona de estudo.

Quadro 3.10 Seleção dos inquiridos da aldeia

S. Não.	Aldeia	PARÂMETROS
1.	Majhigawan	
2.	Barha	
3.	Bhanigawan	
4.	Janakhai kalan	
5.	Gauri	
6.	Khatkhari	
7.	Semarwara	
8.	Bamhaur	**Perfil sócio-pessoal e económico**
9.	Ghunwara	**Práticas de criação**
10.	Pondi	**Práticas de alimentação**
11.	Rampur chaurasi	**Práticas de alojamento**
12.	Guluwa	**Práticas de cuidados de saúde**
13.	Bichri	**Saúde e estado nutricional durante o período de transição**
14.	Bithauli	
15.	Bhatha	
16.	Upni	
17.	Saraiá	
18.	Tala	
19.	Pondi baddari	
20.	Kusahi	
21.	Jhara	
22.	Jiawan	
23.	Harrahawa	
24.	Tiyara	

3.4 VARIÁVEIS E RESPECTIVAS MEDIÇÕES

É habitual mencionar com precisão as variáveis utilizadas para o estudo, com os seus conceitos de trabalho e procedimentos de medição. Após a recolha da revisão da literatura e a consulta dos peritos, foram seleccionadas variáveis relevantes para o estudo. As variáveis seleccionadas e as suas definições operacionais e procedimentos de medição foram abordadas em pormenor da seguinte forma

3.4.1 Vigilância e documentação das práticas de gestão existentes nos búfalos

3.4.1.1 Características socioeconómicas dos agricultores

3.4.1.2 Práticas actuais de gestão do búfalo

3.4.2 Investigação da saúde e do estado nutricional dos búfalos durante o período de transição em condições de campo

3.4.2.1 Estado nutricional dos búfalos durante o período de transição
3.4.2.2 Práticas de cuidados de saúde dos búfalos durante o período de transição
3.4.1.1 CARACTERÍSTICAS SÓCIO-PESSOAIS E ECONÓMICAS DOS AGRICULTORES

A economia sociopessoal e económica ocupa-se essencialmente da interação entre os processos sociais e a atividade económica numa sociedade. A economia social pode tentar explicar como um determinado grupo social ou classe socioeconómica se comporta numa sociedade, incluindo as suas acções na família. As diferentes classes socio-pessoais e económicas podem ter características diferentes, como educação pessoal, rendimentos, ocupação, propriedade fundiária, família, profissão atual, participação social, etc. Cada inquirido selecionado foi entrevistado pessoalmente para a recolha das informações pretendidas.

Quadro 3.11 Diferentes variáveis e medidas das características socioeconómicas dos agricultores

S.N.	Categoria	Variáveis	Medição
1.	Idade em anos	Jovem (35 anos) Médio (36-50 anos) Velho (>50 anos)	
2.	Tamanho da família	Pequeno <5 Membros Médio 5to7 Membro Grande > 7 Membros	
3.	Educação	Analfabeto Literacia funcional Primário Médio Secundário	
		Ensino secundário superior Licenciatura e superior	**Através de entrevista horário**
4.	Participação social	Baixo <3 Médio 3to4 Elevado > 4	
5.	Lacticínios em experiência em ano	Baixo <5 anos Médio 5to10 Elevado >10 anos	
6.	Ocupação	Agricultura e produção de leite Serviços e produção de leite Comércio e produção de leite Trabalho e produção de leite Qualquer outro e produção de leite	
7.	Tamanho rígido	Pequena (menos de 5) Média (5 a 7) Grande (mais de 7)	
8.	Grupo de rendimento anual	Baixo <40000 Médio 40000-150000 Elevado> 150000	
9.	Fonte de informação	Vizinho Amigo/Relacionamento Aldeia Pradhan	
10.	Meios de comunicação social	Televisão Rádio Jornal de notícias Literatura agrícola	
11.	Exploração de terras	Terras menos Marginal Pequena Semi-média Média Grande	
12.	Produção de leite	Baixa Média Alta	

3.4.1.2 Práticas actuais de gestão do búfalo

Foi elaborado um programa estruturado para a recolha de informações sobre as práticas de maneio dos búfalos, *nomeadamente a* criação, a alimentação, o alojamento e os cuidados de saúde adoptados pelos inquiridos. O programa foi pré-testado para este efeito nas condições de campo existentes antes de ser finalizado. Cada inquirido selecionado foi entrevistado pessoalmente para a recolha da informação desejada.

3.4.1.2.1 Práticas de reprodução

3.4.1.2.2 Práticas de alimentação

3.4.1.2.3 Práticas de alojamento

3.4.1.2.4 Práticas de cuidados de saúde

3.4.1.2.1 PRÁTICAS DE CRIAÇÃO

A reprodução é uma consideração importante na economia da produção de búfalos. Na ausência de uma reprodução regular e de partos na altura apropriada, a criação de búfalos não será rentável. O objetivo habitual é ter uma cria saudável todos os anos. Isto só é possível aumentando a eficiência reprodutiva dos animais. A atual prática de criação adoptada pelo agricultor deve ser conhecida para melhorar a economia dos agricultores nas zonas rurais. Utilizou-se um questionário bem estruturado, pré-concebido e pré-testado, para recolher informações sobre o conjunto de práticas de reprodução seguidas pelos proprietários de búfalos através de entrevistas pessoais.

Quadro 3.12 Diferentes variáveis e medição das práticas de criação

S.N.	Categoria	Variáveis	Medição
1.	**Reprodução de fêmeas**	Touro Através da I.A.	
2.	**Inseminação ou acasalamento da fêmea após deteção do cio:**	Calor precoce Calor médio Calor tardio	
3.	**Agência e disponibilidade de inseminação artificial (I.A.)**	Hospital veterinário Outros	
4.	**Número de serviços na época**	verão Chuvoso inverno	
5.	**N.º de inseminações necessárias para uma conceção bem sucedida**	1 2 >2	**Através do calendário de entrevistas**
6.	**Reprodução após o parto**	45-60 dias 60-90 dias >90 dias	
7.	**Diagnóstico de gravidez**	Juízos próprios Veterinário qualificado Trabalhadores de I.A.	
8.	**Os serviços de IA para búfalos estão disponíveis em**	Sim Não	
9.	**Ajuda do veterinário durante o parto**	Sim Não	
10.	**Manutenção de registos de reprodução**	Sim Não	

3.4.1.2.2 PRÁTICAS DE ALIMENTAÇÃO

As necessidades nutricionais dos animais de criação são bem conhecidas e podem ser satisfeitas apenas com forragens e forragens naturais ou aumentadas através da suplementação direta de nutrientes sob forma concentrada e controlada. A qualidade nutricional dos alimentos para animais é influenciada não só pelo teor de nutrientes, mas também por muitos outros factores, como a apresentação dos alimentos, a higiene, a digestibilidade e o efeito na saúde intestinal. As actuais práticas alimentares adoptadas pelos agricultores devem ser conhecidas para melhorar a economia dos agricultores nas zonas rurais. Utilizou-se um questionário bem estruturado, pré-concebido e pré-testado, para recolher informações sobre uma série de práticas alimentares seguidas pelos proprietários de búfalos através de entrevistas pessoais.

Quadro 3.13 Diferentes variáveis e medição das práticas alimentares

S.N.	Categoria	Variáveis	Medição
1.	**Alimentação do animal**	Individualmente No grupo Ambos	**Através de um programa de entrevistas**
2.	**Sistema de alimentação**	Pastoreio Alimentado por um estábulo	
3.	**Forragem verde**	Comprado Casa cultivada Ambos	
4.	**Forragens secas**	Comprado Casa cultivada Ambos	
5.	**Fornecimento de forragens**	Adequado Inadequado	
6.	**Trituração das forragens efectuada**	Sim Não	
7.	**Tipo de concentrado fornecido**	Mistura caseira Alimento composto Ambos	
8.	**Método de fornecimento de alimentos para animais**	Alimentar com mais ou menos Alimentar separadamente	
9.	**Desafio da alimentação (ração suplementar de concentrado)**	Sim Não	
10.	**Critérios de alimentação seguidos com base na quantidade de leite produzida**	Não sim	
11.	**Alimentação de sal comum**	Diariamente Ocasionalmente Não fornecendo	
12.	**Alimentação do misturador de minerais**	Diariamente Ocasionalmente Não fornece	
13.	**Fonte de água potável**	Poço tubular Rio Outros	

Um alojamento adequado que favoreça a saúde, o conforto e a proteção contra as intempéries e que permita aos animais utilizar as suas capacidades genéticas e a alimentação para uma produção óptima. As actuais práticas de alojamento adoptadas pelos agricultores devem ser conhecidas para melhorar a saúde dos animais nas zonas rurais. Foi utilizado um questionário bem estruturado, pré-concebido e pré-testado, para recolher informações sobre o conjunto de práticas de alojamento seguidas pelos proprietários de búfalos através de entrevistas pessoais.

Quadro 3.14 Diferentes variáveis e medição das práticas de habitação

S.N.	Categoria	Variáveis	Medição
1.	**Tipo de alojamento dos animais**	Grupo individual	**Através do programa de entrevistas**
2.	**Tipo de alojamento dos animais**	Convencional Solto	

3.	Disposição dos animais no pavilhão	Linha única Linha dupla
4.	Tipo de pavimento do pavilhão para animais	Betão Lama Tijolo
5.	Materiais de cobertura utilizados	Cimentado de colmo Folhas de amianto Folhas G.I.
6.	Ventilação	Bom Satisfatório Fraco
7.	Drenagem observada	Bom Satisfatório Razoável Pobres
8.	Limpeza do pavilhão por dia	Uma vez Duas vezes Sempre que necessário
9.	Fornecimento de sombra de árvores	Sim Não
10.	Tamanho da manjedoura	Adequado Inadequado
11.	Bebedouro no telheiro	Sim Não
12.	Iluminação do estábulo dos animais	Sim Não

3.4.1.2.3 PRÁTICAS DE CUIDADOS DE SAÚDE

Um serviço de saúde animal eficaz e desejável evita as perdas devidas à morbilidade e mortalidade dos animais e aumenta a sua produtividade. As actuais práticas de cuidados sanitários adoptadas pelos agricultores devem ser conhecidas para melhorar a saúde dos animais nas zonas rurais. Foi utilizado um questionário bem estruturado, pré-concebido e pré-testado, para recolher informações sobre o conjunto de práticas de cuidados de saúde seguidas pelos proprietários de búfalos através de entrevistas pessoais.

Quadro 3.15 Diferentes variáveis e medição das práticas de cuidados de saúde

S.N.	Categoria	Variáveis	Medição
1.	Instalações veterinárias	Sim Não	Através do programa de entrevistas
2.	Vacinação do animal	Sim Não	
3.	Calendário de vacinação	BQ HS FMD BQ+HS BQ+FMD HS+FMD BQ+HS+FMD	
4.	Segregação de animais doentes que sofrem de uma doença contagiosa	Amarrados separadamente Mantidos no efetivo geral	
5.	Tratamento de animais doentes	Veterinário Local Pessoal Outro especificar	
6.	Aproveitamento da venda de vitelos machos	Gausala Projeto de finalidade Outro	
7.	Separação das búfalas prenhes da manada	Sim Não	
8.	Aplicação de pesticidas para a prevenção de carraças e ácaros	Sim Não	
9.	Desinfeção do cordão umbilical	Sim	

		Não
10.	**Desparasitação do vitelo de búfalo**	Sim
		Não

4.2 Investigação da saúde e do estado nutricional dos búfalos durante o período de transição em condições de campo

3.4.2.1 Estado nutricional dos búfalos durante o período de transição

Uma nutrição adequada é importante durante o avanço da gestação para ajudar os animais a recuperar e para fornecer energia alimentar e nutrientes suficientes aos animais durante a lactação. Foi utilizado um questionário bem estruturado, pré-concebido e pré-testado, para recolher informações sobre o estado nutricional das búfalas durante o período de transição, seguido pelos proprietários das búfalas através de entrevistas pessoais.

Quadro 3.16 Diferentes variáveis e medidas do estado nutricional dos búfalos durante período de transição

S.N.	Categoria	Variáveis	Medição
1.	Incidência da doença	Sim Não Coxeio Metrite Mastite Hipocalcemia fetal Retenção de membranas Prolapso Distocia	
2.	Parto com necessidade de assistência	Sim Não	
3.	Corrimento vaginal após 14 dias	Sim Não Branco Grosso Adesivo Vermelho Transparente	**Através do programa de entrevistas**
4.	Práticas de controlo dos ectoparasitas	Sim Não Pulverização Desparasitação Pesticida Barbear Rakh Fumo	
5.	Práticas de controlo do parasita Endo	Sim Não Albendazol Fenbendazol Ivermectina Meclabendazol Clabendazol Ivermectina Praziqutatyle Outros +	
6.	Estado sanitário do pavilhão	Sim Não Pó branqueador Fenol Detergente em spray	
7.	Separação das búfalas prenhes da manada	Sim Não	

3.4.1.3 Práticas de cuidados de saúde dos búfalos durante o período de transição

Cuidados de saúde e nutrição adequados podem assegurar um crescimento rápido do feto, bem como uma melhor produção de leite. Foi utilizado um questionário bem estruturado, pré-concebido e pré-testado, para recolher informações sobre uma série de práticas de cuidados de saúde das búfalas durante o período de transição seguidas pelos proprietários de búfalas através de entrevistas pessoais.

Quadro 3.17 Diferentes variáveis e medição das práticas de cuidados de saúde dos búfalos durante o período de transição

S.N.	Categoria	Variáveis	Medição
1.	Padrão de alimentação	Individualmente No grupo Ambos	Através do programa de entrevistas
2.	Forragem verde	Comprado Cultivado em casa Ambos	
3.	Forragens secas	Comprado Casa cultivada Ambos	
4.	Fornecimento de forragens	Adequado Inadequado	
5.	Acabar com a cizânia	Sim Não	
6.	Tipo de alimentos concentrados	Mistura caseira Alimento composto Ambos	
7.	Método de fornecimento de alimentos concentrados para animais	Alimentar com alimentos ásperos Alimentar separadamente	
8.	Quantidade de alimentos concentrados para os búfalos por dia	Antes do parto 35-40 kg/dia Depois do parto 30-40 kg/dia	
9.	Desafio da alimentação	Sim Não	
10.	Norma de alimentação (concentração baseada na quantidade de leite produzido)	Sim Não	
11.	Alimentação de concentrado de novilhas prenhes avançadas	Sem alimentação especial Nos últimos 15 dias No último mês Nos últimos dois meses	
12.	Alimentação especial após o parto	Sim Não	
13.	Alimentação de sal comum	Diariamente Ocasional Não suplementar	
14.	Alimentação da mistura mineral	Diariamente Ocasional Não suplementar	
15.	Fontes de água potável	Bem Poço tubular Rio Outros (bomba manual)	

3.5 RECOLHA DE DADOS E ANÁLISE ESTATÍSTICA

Os dados primários foram recolhidos através de um programa de entrevistas. Os dados gerados pelo estudo foram compilados e analisados de acordo com os procedimentos estatísticos estabelecidos por Snedecor e Cochran (1994).

Plano de amostragem

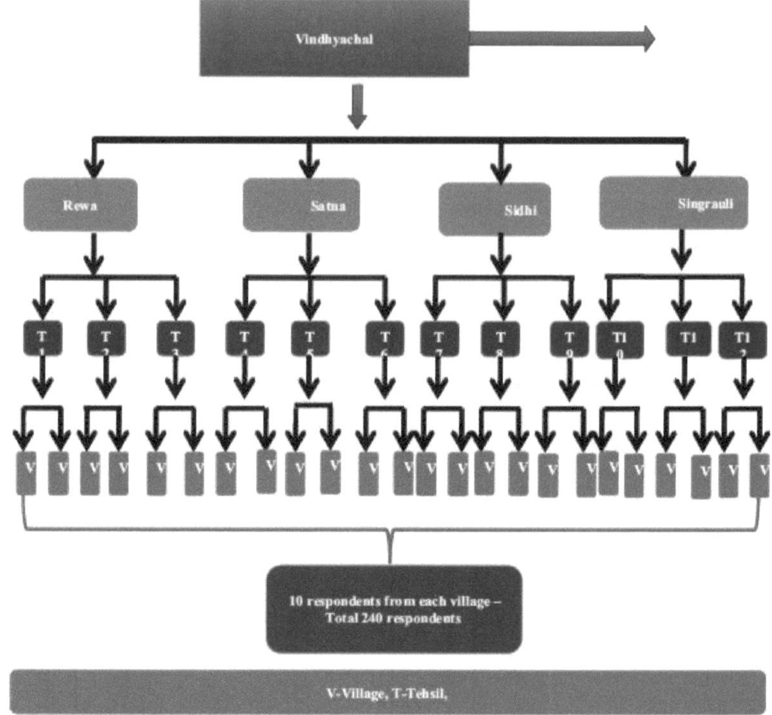

Figura 3.3 Plano de amostragem

4 RESULTADOS E DISCUSSÃO

Este capítulo contém os resultados obtidos a partir da análise dos dados recolhidos junto dos produtores de leite dos distritos de Rewa e Madhya Pradesh, em conformidade com os objectivos do estudo. Os resultados foram apresentados sob os seguintes títulos.

4.1 Perfil sócio-pessoal e económico dos produtores de leite

4.2 Práticas de criação

4.3 Práticas de alimentação

4.4 Práticas de habitação

4.5 Práticas de cuidados de saúde

4.6 Saúde e estado nutricional durante o período de transição

4.1 PERFIL SÓCIO-PESSOAL E ECONÓMICO DOS PRODUTORES DE LEITE

O perfil sócio-pessoal e económico é uma medida da posição económica e social de um indivíduo na sociedade. Influencia a acessibilidade aos recursos, o padrão de subsistência e a segurança alimentar e nutricional. A este respeito, o estudo do perfil sociopessoal e económico dos produtores de leite forneceria informações para avaliar a situação real dos agricultores no terreno, que reflecte os seus meios de subsistência. Tendo em conta estes aspectos, o estudo foi realizado para explorar a situação socio-pessoal e económica e os constrangimentos enfrentados pelos produtores de leite de distritos seleccionados de Madhya Pradesh.

As informações relativas ao perfil socio-pessoal e económico dos produtores de leite/proprietários de búfalos escolhidos pelos distritos de Rewa, Satna, Sidhi e Singrauli são apresentadas nos quadros 4.1.1 a 4.1.12 e nas figuras 4.1.1 a 4.1.12. O perfil sócio-pessoal e económico dos proprietários de búfalos é semelhante nos vários distritos.

4.1.1 Idade

O presente estudo revelou que a maioria dos inquiridos (46,67%, 58,33%, 48,33% e 73,33%) pertencia ao grupo etário médio (36-50 anos), enquanto 21,67%, 16,67%, 18,33% e 18,33% dos inquiridos pertenciam ao grupo etário mais jovem (<35 anos) e 31.67%, 25,00%, 33,33% e 8,33% dos inquiridos pertenciam ao grupo etário mais velho (>50 anos) nos distritos de Rewa, Satna, Sidhi e Singrauli, respetivamente (Quadro n.º 4.1.1 e Figura 4.1.1).

Pode prever-se que deve ser dada mais ênfase aos intervenientes no sector leiteiro dos grupos de meia-idade, uma vez que são enérgicos e dinâmicos, de modo a tirar partido de todos os benefícios associados às tecnologias da informação e da comunicação. Uma vez que desempenham um papel importante na geração de rendimentos para a família. Estas conclusões estão de acordo com os resultados de Gautam *et al.* (2007), Khode *et al.* (2009), Raval e Chandawat (2011), Verma *et al.* (2016), Sangappa e Balaganoormath (2017) e Mahesh *et al.* (2020).

Quadro n.º 4.1.1 Idade dos inquiridos em explorações leiteiras de distritos seleccionados de Madhya Pradesh (N e % indicam o número e a percentagem de inquiridos em cada distrito).

Categoria	Rewa		Satna		Sidhi		Singrauli	
	N	%	N	%	N	%	N	%

Jovem (<35 anos)	13	21.67	10	16.67	11	18.33	11	18.33
Médio (36-50 anos)	28	46.67	35	58.33	29	48.33	44	73.33
Velho (>50 anos)	19	31.67	15	25.0 0	20	33.33	5	8.33

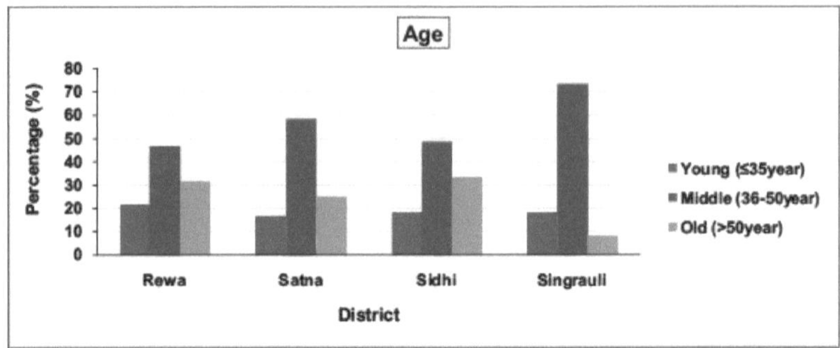

Figura 4.1.1 Distribuição dos inquiridos de acordo com a sua idade na produção leiteira

4.1.2 Dimensão da família

O presente inquérito indicou que a maioria dos inquiridos (73,33%, 58,33%, 63,33% e 70,00%) tinha uma família de dimensão média (5 a 7 membros da família), enquanto 10,00%, 15,00%, 30,00% e 18.33% dos inquiridos tinham uma família de pequena dimensão (menos de 5 membros da família) e 16,67%, 26,67%, 6,67% e 11,67% dos inquiridos tinham uma família de grande dimensão (mais de 7 membros da família) nos distritos de Rewa, Satna, Sidhi e Singrauli, respetivamente (Quadro n.º 4.1.2 e Figura 4.1.2).

A dimensão da família influencia várias actividades em termos de disponibilidade de mão de obra familiar, consumo de leite per capita, rendimento anual da família, etc. A conclusão do presente estudo foi bem apoiada por Dhaka e Chayal (2010), Rai *et al.* (2017) e Sangappa e Balaganoormath (2017), que revelaram que a maioria dos inquiridos pertencia a uma família de dimensão média. Assim, as famílias de tamanho médio poderiam ser visadas para aumentar o empreendedorismo leiteiro na área de estudo.

Quadro n.º 4.1.2 Dimensão da família dos inquiridos em explorações leiteiras de distritos seleccionados de Madhya Pradesh

Categoria	Rewa		Satna		Sidhi		Singrauli			
	N	%	N	%	N	%	N	%		
Pequeno <5	6	10.00	9	15.00	18	30.00	11	18.33		
Médio 5to7	44	73.33	35	58.33	38	63.33	42	70.00		
Grande > 7	10	16.67	16	26.67	4	6.67	7	11.67		

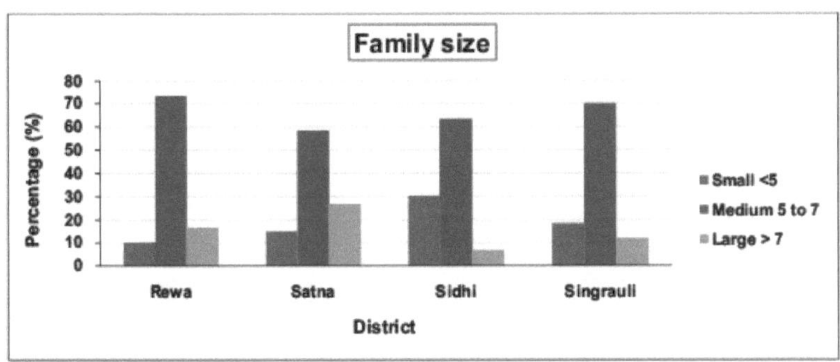

Figura 4.1.2 Distribuição dos inquiridos de acordo com a dimensão da sua família na produção de leite

4.1.3 Educação

O presente inquérito mostrou que cerca de 20,00%, 33,33%, 18,33% e 66,67% dos inquiridos não tinham qualquer instrução, enquanto 10,00%, 16,67%, 33,33% e 11,67% dos inquiridos tinham o ensino primário, 23,33%, 23,33%, 16,67% e 6.67% dos inquiridos tinham o ensino secundário e 25,00%, 5,00%, 13,33% e 6,67% dos inquiridos tinham o ensino secundário superior nos distritos de Rewa, Satna, Sidhi e Singrauli, respetivamente (Quadro n.º 4.1.3 e Figura 4.1.3).

A razão provável para a maioria dos inquiridos ter recebido educação até ao nível da escola primária, média e secundária pode ser o facto de existirem instalações de ensino inadequadas nas proximidades das aldeias. Por outro lado, uma percentagem mais elevada dos inquiridos era analfabeta em alguns distritos. Tal pode dever-se ao analfabetismo dos pais, à fraca exposição à importância da educação formal e ao baixo estatuto socioeconómico (Khode *et al.*, 2009 e Aulakh *et al.*, 2011). Estas conclusões são contrárias aos resultados de Sarkar *et al.* (2013), Rai *et al.* (2017) e Sangappa e Balaganoormath (2017).

Quadro n.º 4.1.3 Qualificações académicas dos inquiridos em explorações leiteiras de distritos seleccionados de Madhya Pradesh

Categoria	Rewa		Satna		Sidhi		Singrauli			
	N	%	N	%	N	%	N	%		
Analfabeto	12	20.00	20	33.33	11	18.33	40	66.67		
Literacia funcional	12	20.00	0	0.00	1	1.67	0	0.00		
Primário	6	10.00	10	16.67	20	33.33	7	11.67		
Médio	0	0.00	10	16.67	10	16.67	5	8.33		
Secundário	14	23.33	14	23.33	10	16.67	4	6.67		
Ensino secundário superior	15	25.00	3	5.00	8	13.33	4	6.67		
Licenciado e superior	1	1.67	3	5.00	0	0.00	0	0.00		

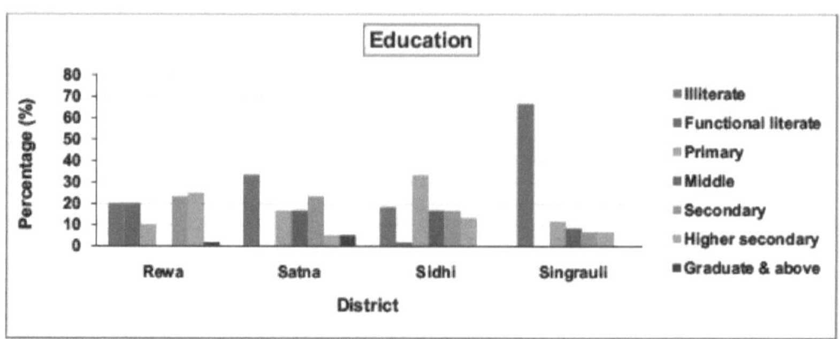

Figura 4.1.3 Distribuição dos inquiridos de acordo com as suas habilitações literárias na produção leiteira

4.1.4 Participação social

Observou-se que a maioria100,00%, 63,33%, 53,33% e 55,00% dos inquiridos tinha um nível baixo de participação social, enquanto 0,00%, 36,67%, 46,67% e 45,00% dos inquiridos tinham um nível médio de participação social e nenhum dos inquiridos tinha um nível elevado de participação social nos distritos de Rewa, Satna, Sidhi e Singrauli, respetivamente (Quadro n.º 4.1.4 e Figura 4.1.4).

A participação social refere-se ao grau em que o inquirido esteve associado a diferentes organizações sociais (formais ou informais), como o Panchayat da aldeia, o Panchayat Samiti, os clubes rurais, o Zila Parishad, o comité religioso e a sociedade cooperativa, como membro ou titular de um cargo. Foi medido através de uma escala. Observa-se que, na sua maioria, os produtores de leite têm uma fraca participação social (Baixa <3). Mais uma vez, isto é indicativo do facto de os produtores de leite estarem pouco incluídos nas organizações sociais. Esta constatação está de acordo com as observações de Rachna et al. (2017) e Saha *et al.* (2010). A razão para a baixa participação social pode ser o facto de haver muito menos intuições sociais na área de estudo e a sua mobilidade social também ser menor.

Quadro n.º 4.1.4 Participação social dos inquiridos na produção leiteira em distritos seleccionados de Madhya Pradesh

Categoria	Rewa		Satna		Sidhi		Singrauli			
	N	%	N	%	N	%	N	%		
Baixa (sem participação)	60	100.0	38	63.33	32	53.33	33	55.00		
Médio (<2)	0	0.00	22	36.67	28	46.67	27	45.00		
Elevado (>3)	0	0.00	0	0.00	0	0.00	0	0.00		

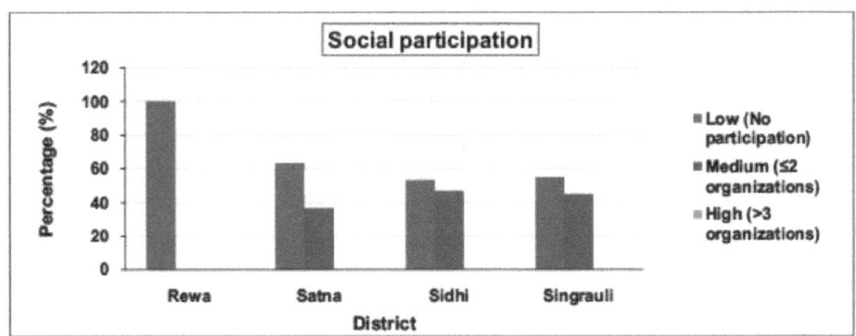

Figura 4.1.4 Distribuição dos inquiridos de acordo com a sua participação social na produção leiteira

4.1.5 Experiência no sector dos lacticínios

O presente estudo revelou que quase todos os inquiridos (100,00%) tinham menos de 5 anos (Baixo <5) de experiência na produção leiteira, enquanto nenhum dos inquiridos tinha mais de 5 anos de experiência nos distritos de Rewa, Satna, Sidhi e Singrauli, respetivamente (Quadro n.º 4.1.5 e Figura 4.1.5).

Estes resultados mostram claramente que, na área de estudo, predominam os produtores de leite inexperientes e com pouca experiência. Os intervenientes no sector dos lacticínios estavam associados aos aspectos de produção ou de transformação da produção leiteira. Por conseguinte, as necessidades de informação desempenham um papel fundamental no seu desenvolvimento leiteiro. Estas conclusões do estudo foram apoiadas por Vekariya *et al.* (2016) e Lahoti *et al.* (2016). Por outro lado, as conclusões acima referidas são contrárias aos resultados de Sangappa e Balaganoormath (2017) e Viswkarma *et al.* (2018).

Quadro n.º 4.1.5 Experiência dos inquiridos na produção de leite em distritos seleccionados de Madhya Pradesh

Categoria	Rewa		Satna		Sidhi		Singrauli	
	N	%	N	%	N	%	N	%
<5anos	60	100.0	60	100.0	60	100.0	60	100.0
5 a 10 anos	0	0.00	0	0.00	0	0.00	0	0.00
> 10 anos	0	0.00	0	0.00	0	0.00	0	0.00

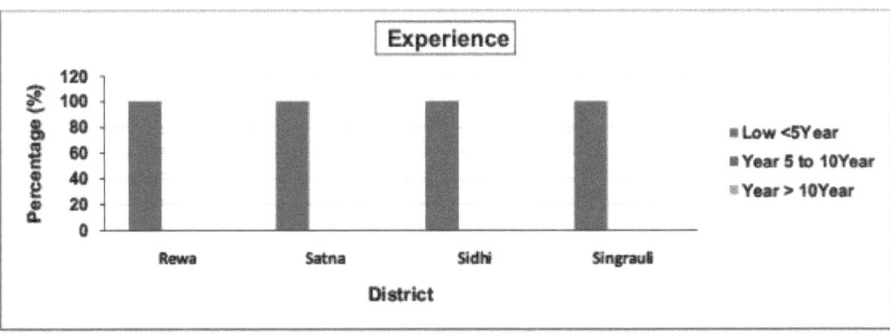

Figura 4.1.5 Distribuição dos inquiridos de acordo com a sua experiência na

produção de leite

4.1.6 Profissão

No que diz respeito à ocupação dos produtores de leite, observou-se que cerca de 26,67%, 36,67%, 31,67% e 40,00% dos inquiridos trabalhavam em culturas agrícolas juntamente com a produção de leite, enquanto 68,33%, 61,67%, 68,33% e 51.67% dos inquiridos trabalhavam como mão de obra juntamente com a produção de leite e 5,00%, 1,67%, 0,00% e 8,33% dos inquiridos trabalhavam como produtores de leite juntamente com outros trabalhos nos distritos de Rewa, Satna, Sidhi e Singrauli, respetivamente (Quadro n.º 4.1.6 e Figura 4.1.6).

Esta constatação é corroborada pelos resultados de Chandrasekar *et al.* (2017), Gopi *et al.* (2020) e Mahesh *et al.* (2020), segundo os quais a produção leiteira, por si só, não podia proporcionar um rendimento significativo aos agricultores. Os inquiridos estavam envolvidos noutras ocupações, como o trabalho manual ou a agricultura, juntamente com a produção leiteira. Por conseguinte, pode afirmar-se que a maioria dos inquiridos tinha a produção leiteira como ocupação subsidiária na área de estudo.

Quadro n.º 4.1.6 Ocupação dos inquiridos em explorações leiteiras de distritos seleccionados de Madhya Pradesh

Categoria	Rewa		Satna		Sidhi		Singrauli			
	N	%	N	%	N	%	N	%		
Culturas agrícolas+ Leite e lacticínios	16	26.67	22	36.67	19	31.67	24	40.00		
Serviço+ Lacticínios	0	0.00	0	0.00	0	0.00	0	0.00		
Empresas+ Lacticínios	0	0.00	0	0.00	0	0.00	0	0.00		
Trabalho+ Lacticínios	41	68.33	37	61.67	41	68.33	31	51.67		
Qualquer outro+ Leite e lacticínios	03	5.00	01	1.67	0	0	5	8.33		

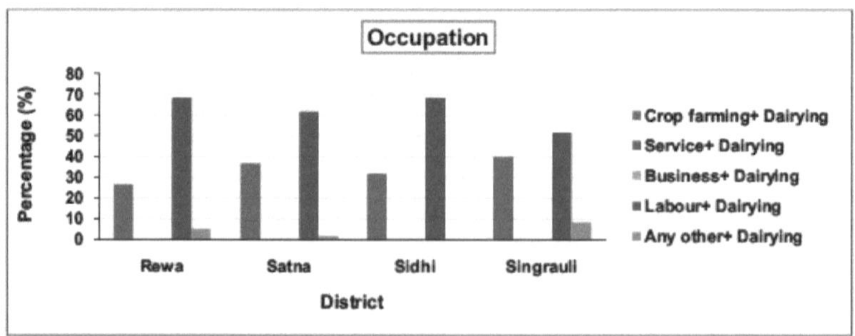

Figura 4.1.6 Distribuição dos inquiridos de acordo com a sua ocupação na produção de leite

4.1.7 Dimensão do efetivo

Os presentes resultados revelaram que cerca de 40,00%, 28,33%, 76,67% e 40,00%

dos inquiridos tinham um tamanho pequeno (menos de 5 búfalos), enquanto 40,00%, 58,33%, 5,00% e 46,67% dos inquiridos tinham um tamanho médio (5-7 búfalos) e 20.00%, 13,33%, 18,33% e 13,33% dos inquiridos tinham tamanho pequeno (mais de 7 búfalos) nos distritos de Rewa, Satna, Sidhi e Singrauli, respetivamente (Quadro n.º 4.1.7 e Figura 4.1.7).

O tamanho do rebanho e a sua composição na agricultura indicam a sua importância e posição na subsistência dos agricultores. Verificou-se que uma grande maioria possuía um rebanho pequeno e médio e os restantes tinham um rebanho grande. Isto pode dever-se ao facto de que a maioria dos inquiridos na área de estudo não dependia da criação de gado leiteiro para a sua subsistência e criavam o gado geralmente para consumo próprio e pouco para venda. Verma (2016), Rai *et al.* (2017) e Viswkarma *et al.* (2018) apresentaram resultados semelhantes aos do presente estudo nas suas áreas de estudo. Vidya *et al.* (2009) descobriram que uma grande maioria possuía um pequeno rebanho e o resto tinha um grande rebanho. As nossas conclusões são contrárias aos resultados de Sangappa e Balaganoormath (2017).

Quadro n.º 4.1.7 Dimensão do efetivo dos inquiridos em explorações leiteiras de distritos seleccionados de Madhya Pradesh

Categoria	Rewa		Satna		Sidhi		Singrauli			
	N	%	N	%	N	%	N	%		
Pequeno <5	24	40.00	17	28.33	46	76.67	24	40.00		
Médio 5to7	24	40.00	35	58.33	3	5.00	28	46.67		
Grande > 7	12	20.00	8	13.33	11	18.33	8	13.33		

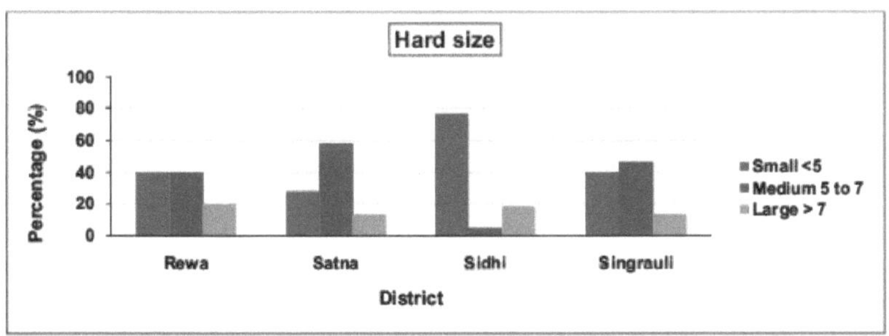

Figura 4.1.7 Distribuição dos inquiridos de acordo com a sua dimensão na produção de leite

4.1.8 Rendimento anual

Os presentes resultados mostraram que a maioria dos inquiridos (81,67%, 41,67%, 66,67% e 50,00%) tinha um nível de rendimento baixo (Rs <40000), seguido de 16,67%, 41,67%, 33,33% e 16.67% tinham rendimentos de nível médio (Rs 40000-150000) e 1,67%, 16,67%, 0,00% e 33,33% tinham rendimentos de nível elevado (Rs > 150000) nos distritos de Rewa, Satna, Sidhi e Singrauli, respetivamente (Quadro n.º 4.1.8 e Figura 4.1.8).

O rendimento é uma variável crucial, que influencia o investimento do agricultor nas actividades agrícolas. Para calcular o rendimento anual bruto por família, foram tidos em conta os rendimentos obtidos de várias fontes, nomeadamente da agricultura, da pecuária e de outras fontes, tal como indicado pelos inquiridos. A presente constatação é corroborada pelos resultados de Rai *et al.* (2017) e Mahesh *et al.* (2020), segundo os quais a maioria dos produtores de leite tinha um rendimento anual baixo e uma percentagem menor tinha um rendimento elevado. A possível razão para a motivação económica média e baixa pode dever-se à sua baixa posição económica e nível de vida. Isto pode dever-se ao facto de a maioria dos inquiridos possuir animais locais e de apenas alguns agricultores possuírem raças leiteiras com elevada taxa de lactação. Também é possível que os agricultores não estejam adaptados às práticas científicas de gestão da produção leiteira, pelo que o rendimento é baixo. As nossas conclusões são contrárias aos resultados de Sangappa e Balaganoormath (2017), que referiram que a maioria dos inquiridos tinha obtido um nível de rendimento anual mais elevado, seguido de um nível de rendimento anual inferior e médio.

Quadro n.º 4.1.8 Rendimento anual dos inquiridos na produção de leite em distritos seleccionados de Madhya Pradesh

Categoria	Rewa		Satna		Sidhi		Singrauli			
	N	%	N	%	N	%	N	%		
Baixo <40000	49	81.67	25	41.67	40	66.67	30	50.00		
Médio <150000	10	16.67	25	41.67	20	33.33	10	16.67		
Elevado > 150000	1	1.67	10	16.67	0	0.00	20	33.33		

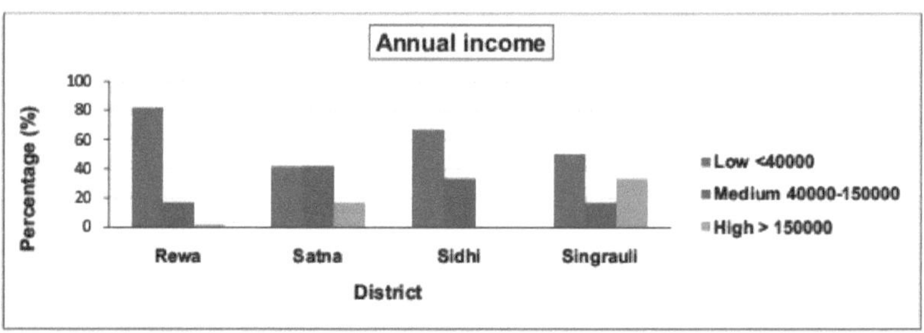

Figura 4.1.8 Distribuição dos inquiridos de acordo com o seu rendimento anual na produção de leite

4.1.9 Fonte de informação

A fonte de informação no presente estudo indicou que a maioria dos inquiridos, cerca de 91,67%, 95,00%, 81,67% e 91,67%, obteve informações relacionadas com a criação de gado leiteiro junto de um vizinho, seguido de 8,33%, 5,00%, 10.00% e 8,33% dos inquiridos da aldeia Pradhan e apenas 0,00%, 0,00%, 8,33% e 0,00% dos inquiridos de amigos/parentes nos distritos de Rewa, Satna, Sidhi e Singrauli, respetivamente (Quadro n.º 4.1.9 e Figura 4.1.9).

A razão provável para o contacto com a extensão vizinha deve-se ao facto de os agricultores da aldeia terem boas relações, contacto social e comunicação entre si. Mahesh *et al.* (2020) relataram que mais de metade dos agricultores pertenciam a um contacto de extensão médio, seguido de um contacto de extensão baixo e apenas pequenos por cento tinham um contacto de extensão elevado.

Quadro n.º 4.1.9 Fonte de informação dos inquiridos sobre a produção de leite em distritos seleccionados de Madhya Pradesh

Categoria	Rewa		Satna		Sidhi		Singrauli			
	N	%	N	%	N	%	N	%		
Vizinho	55	91.67	57	95.00	49	81.67	55	91.67		
Amigo/Relacionamento	0	0.00	0	0.00	5	8.33	0	0.00		
Pradhan da aldeia	5	8.33	3	5.00	6	10.00	5	8.33		

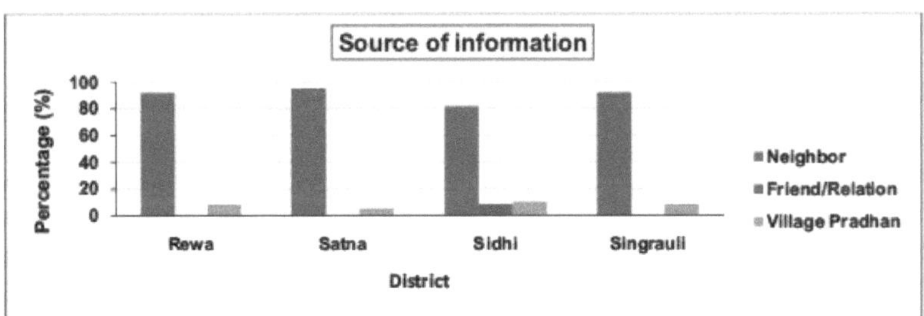

Figura 4.1.9 Distribuição dos inquiridos de acordo com a sua fonte de informação sobre a produção leiteira

4.1.10 Meios de comunicação social

Os presentes resultados mostraram que todos os inquiridos (100,00%) não tiveram qualquer exposição aos meios de comunicação social/acessos no distrito de Rewa, Satna, Sidhi e Singrauli, respetivamente (Quadro n.º 4.1.10 e Figura 4.1.10).

A exposição a vários meios de comunicação social ajuda o agricultor a adquirir as informações mais recentes sobre a criação de gado, a produção de lacticínios, a informação sobre o mercado e as políticas do governo. A exposição aos meios de comunicação social indica o grau de progressividade dos agricultores. Atualmente, os meios de comunicação social desempenham um papel fundamental na divulgação de tecnologias. As conclusões do presente estudo indicam que quase todos os inquiridos pertenciam a uma classe baixa e não tinham qualquer exposição ou participação nos meios de comunicação social. A razão para tal pode ser o facto de a maioria dos inquiridos não ter conhecimento da importância dos meios de comunicação social, que fornecem as informações necessárias no que respeita à agricultura e a aspectos afins. O baixo acesso a fontes de comunicação social foi referido por Devi (2013), Bhanotra *et al.* (2016) e Rai *et al.* (2017). As informações sobre as práticas agrícolas mais recentes são divulgadas através de vários meios de comunicação social, como revistas, jornais, rádio, televisão, Internet, telefone, etc. Assim, tornou-se imperativo investigar o nível de exposição aos meios de comunicação social. As presentes conclusões são contrárias aos resultados de Sangappa e Balaganoormath (2017), que observaram que a quase maioria dos inquiridos tinha um elevado nível de exposição aos meios de comunicação social. Uma maior ênfase na inclusão de práticas recomendadas de criação de gado nos meios de comunicação social ajudará a melhorar a situação da criação de gado dos agricultores.

Quadro n.º 4.1.10 Exposição dos inquiridos aos meios de comunicação social na produção leiteira em distritos seleccionados de Madhya Pradesh

Categoria	Rewa		Satna		Sidhi		Singrauli			
	N	%	N	%	N	%	N	%		
Televisão	0	0.00	0	0.00	0	0.00	0	0.00		
Rádio	0	0.00	0	0.00	0	0.00	0	0.00		
Jornal de notícias	0	0.00	0	0.00	0	0.00	0	0.00		
Literatura agrícola	0	0.00	0	0.00	0	0.00	0	0.00		
Sem qualquer fonte	60	100.0	60	100.0	60	100.0	60	100.0		

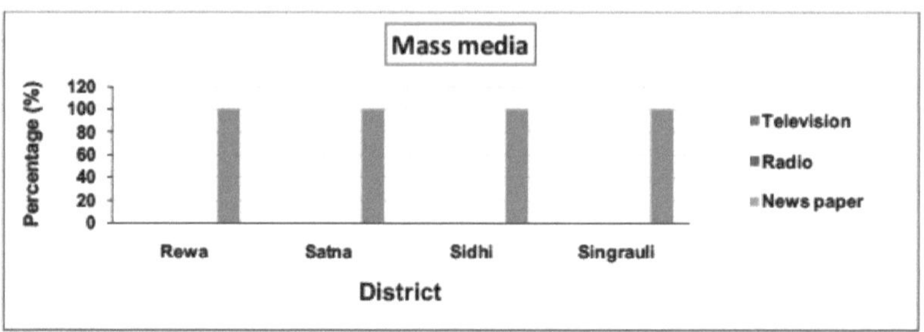

Figura 4.1.10 Distribuição dos inquiridos de acordo com a sua exposição aos meios de comunicação social/facilidades na produção leiteira

4.1.11 Exploração fundiária

O presente inquérito revelou que cerca de 50,00%, 0,00%, 26,67% e 0,00 dos produtores de leite tinham menos terra, enquanto 11,67%, 21,67%, 6,67% e 65,00% eram marginais, 13,33%, 31,67%, 33,33% e 0,00% eram pequenos, 20.00%, 10,00%, 33,33% e 16,67% eram médios e 5,00%, 36,67%, 0,00% e 18,33% eram grandes agricultores nos distritos de Rewa, Satna, Sidhi e Singrauli, respetivamente (Quadro nº 4.1.11 e Figura 4.1.11).

A terra é um fator de produção escasso, importante e crucial. A posse operacional de terras indica o bem-estar económico das famílias rurais. No que se refere à posse de terras dos criadores de gado, observou-se que a maioria dos inquiridos pertence à categoria Marginal, Média, Pequena e Pouca Terra. Depende do distrito e da localidade a que pertencem. Mahesh *et al.* (2020) relataram que a maioria dos agricultores pertencia à categoria semi-média. Por seu turno, Verma (2016) referiu que a maioria dos inquiridos pertencia à categoria de posse média de terras e Vekariya *et al.* (2016) referiu que a maioria dos inquiridos não tinha terra, seguindo-se a posse marginal de terras, a posse de pequenas terras e a posse de terras de dimensão média. Gopi *et al.* (2020) também referiram que a maioria dos inquiridos pertencia à categoria dos agricultores marginais, seguida da categoria dos sem-terra e dos pequenos agricultores e os restantes pertenciam à categoria dos grandes agricultores. A razão provável poderá ser a fragmentação contínua das terras na família.

Quadro n.º 4.1.11 Propriedade fundiária dos inquiridos em explorações leiteiras de distritos seleccionados de Madhya Pradesh

Categoria	Rewa	Satna	Sidhi	Singrauli		

	N	%	N	%	N	%	N	%		
Menos terreno	30	50.00	0	0.00	16	26.67	0	0.00		
Marginal	7	11.67	13	21.67	4	6.67	39	65.00		
Pequeno	8	13.33	19	31.67	20	33.33	0	0.00		
Semi-médio	0	0.00	0	0.00	0	0.00	0	0.00		
Médio	12	20.00	6	10.00	20	33.33	10	16.67		
Grande	3	5.00	22	36.67	0	0.00	11	18.33		

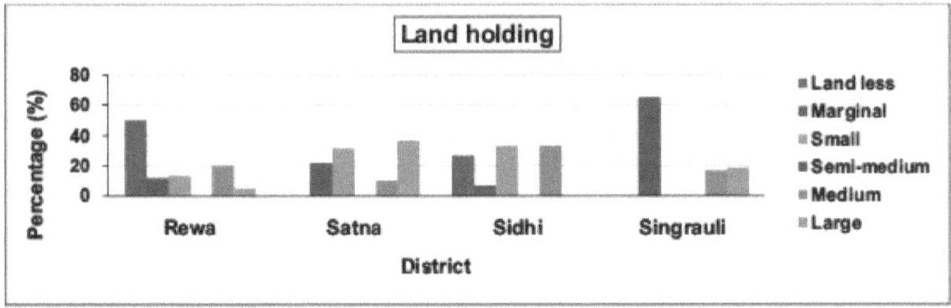

Figura 4.1.11 Distribuição dos inquiridos de acordo com a sua propriedade fundiária na produção de leite

4.1.12 Produção de leite

O presente estudo revelou que a maioria dos inquiridos (81,67%, 53,33%, 31,67% e 81,67%) tinha um baixo nível de produção de leite (<8 litros/dia), enquanto que 1,67%, 10,00%, 33,33%, 43,33% e 16,67% dos inquiridos tinham um nível médio de produção de leite (8-13 litros/dia) e 16.67%, 36,67%, 25,00% e 1,67% dos inquiridos tinham um nível elevado de produção de leite (>13 litros/dia) nos distritos de Rewa, Satna, Sidhi e Singrauli, respetivamente (Quadro n.º 4.1.12 e Figura 4.1.12).

A produção de leite contribui muito para proporcionar novas possibilidades de emprego, tanto direto como indireto, e para melhorar o estatuto socioeconómico dos produtores de leite. O presente estudo revelou que a maioria dos produtores de leite se encontrava num nível de produção baixo, seguido de um nível médio e depois de um nível elevado. A presente constatação é corroborada pelos resultados de Rai *et al.* (2017) e Mahesh *et al.* (2020). Tal pode dever-se ao facto de a maioria dos inquiridos possuir animais de raças locais e de apenas alguns agricultores possuírem animais de raças leiteiras com elevada taxa de lactação. Também pode ser que os agricultores não estejam adaptados às práticas científicas de gestão do leite, uma vez que estes agricultores obtiveram uma baixa produção de leite, o que levou a um baixo rendimento. Assim, a produção de leite é o principal produto com significado económico na produção de leite. É o rendimento do leite que, em última análise, traz retorno para os produtores de leite. Resultados contrários a estas conclusões foram comunicados anteriormente por Prasad *et al.* (2017), para quem a maioria dos animais produzia entre 10 e 15 litros, seguidos de animais que produziam entre 5 e 10 litros e animais que produziam cerca de cinco litros.

Quadro n.º 4.1.12 Produção de leite dos inquiridos em explorações leiteiras de distritos seleccionados de Madhya Pradesh

Categoria	Rewa		Satna		Sidhi		Singrauli	
	N	%	N	%	N	%	N	%
Baixo (<8Lt/dia)	49	81.67	32	53.33	19	31.67	49	81.67

| Média (8-13Lt/dia) | 1 | 1.67 | 6 | 10.00 | 26 | 43.33 | 10 | 16.67 |
| Elevada (>13Lt/dia) | 10 | 16.67 | 22 | 36.67 | 15 | 25.00 | 1 | 1.67 |

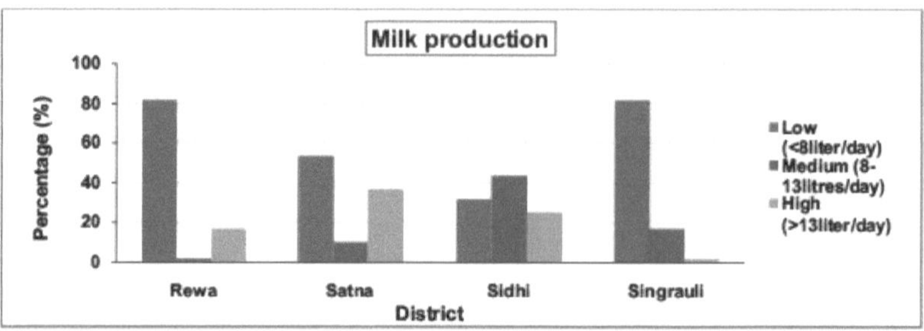

Figura 4.1.12 Distribuição dos inquiridos de acordo com a sua produção de leite em explorações leiteiras

4.2 PRÁTICAS DE CRIAÇÃO

Os resultados dos presentes estudos são indicativos de um nível muito elevado de sensibilização para esta caraterística económica mais importante dos animais leiteiros. Assim, é bastante evidente, a partir dos resultados emergentes de várias práticas de criação seguidas pelos criadores de búfalos na área de estudo, que a maioria dos inquiridos estava a adotar as práticas de criação recomendadas.

As informações relativas às práticas de criação adoptadas pelos proprietários de búfalos nos distritos de Rewa, Satna, Sidhi e Singrauli são apresentadas nos quadros 4.2.1 a 4.2.9 e nas figuras 4.2.1 a 4.2.9. As diferentes práticas de maneio relacionadas com a criação de búfalos eram semelhantes entre estes distritos.

4.2.1 Método de reprodução nas fêmeas

O presente estudo revelou que a maioria 66.67%, 56.67%, 70.00% e 78.33% dos inquiridos utilizaram o método científico de I.A. para criar os seus animais leiteiros, enquanto que 33.33%, 43.33%, 30.00% e 21.67% dos inquiridos utilizaram um touro de raça conhecida ou desconhecida para o serviço natural no distrito de Rewa, Satna, Sidhi e Singrauli, respetivamente (Tabela No 4.2.1 e Figura 4.2.1). touro de pedigree conhecido ou desconhecido para serviço natural nos distritos de Rewa, Satna, Sidhi e Singrauli, respetivamente (Tabela No 4.2.1 e Figura 4.2.1).

A proporção mais elevada de utilização de I.A. pode dever-se à disponibilidade de boas infra-estruturas, para a preservação e serviços de I.A. atempados com resultados satisfatórios fornecidos pelos trabalhadores de I.A. nas aldeias. Estes resultados estão em consonância com os resultados de Chowdhry *et al.* (2006), Modi e Patel (2010), Kumar *et al.* (2019). No entanto, os resultados são contrários às conclusões de Malik *et al.* (2005), Kushwaha *et al.* (2007), Rathore e Kachwaha (2009), Rathore *et al.* (2010), Kumar e Mishra (2011), Kumar *et al.* (2011) e Dar *et al.* (2017).

Quadro n.º 4.2.1 Prática de métodos de reprodução em explorações leiteiras de distritos seleccionados de Madhya Pradesh

Categoria	Rewa		Satna		Sidhi		Singrauli	
	N	%	N	%	N	%	N	%
Touro	20	33.33	26	43.33	18	30.00	13	21.67
Através da I.A.	40	66.67	34	56.67	42	70.00	47	78.33

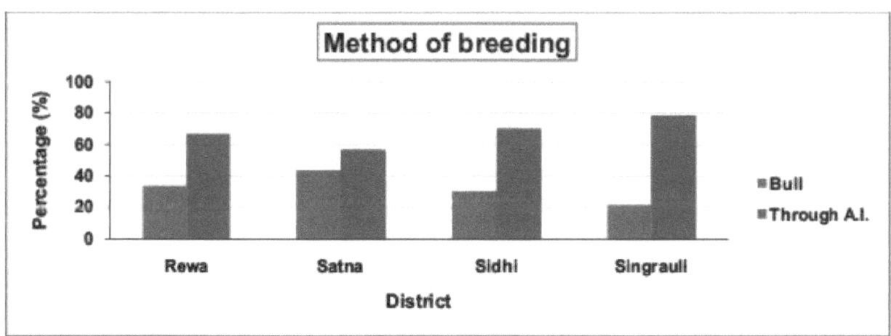

Figura 4.2.1 Método de criação adotado pelo inquirido na produção de leite

4.2.2 Inseminação ou acasalamento da fêmea após deteção do cio

A presente investigação indicou que cerca de 5,00%, 25,00%, 65,00% e 0,00% dos inquiridos permitiram que as suas fêmeas se reproduzissem através de I.A. ou S.N. no início do período de cio, enquanto 71,67%, 53,33%, 0,00% e 35.00% dos inquiridos permitiram que os seus animais entrassem no período de cio médio e 23,33%, 21,67%, 35,00% e 65,00% dos inquiridos permitiram que os seus animais entrassem no período de cio tardio nos distritos de Rewa, Satna, Sidhi e Singrauli, respetivamente (Quadro nº 4.2.2 e Figura 4.2.2).

Esta é uma boa prática adoptada pelos agricultores para servir as suas búfalas entre 12-18 horas após o início do cio para uma melhor taxa de conceção. Esta prática foi amplamente aceite pelos agricultores, o que pode dever-se ao trabalho de extensão efectuado pelos trabalhadores da I.A. nas aldeias. Os resultados estão de acordo com os resultados de Chowdhry *et al.* (2006), Gupta *et al.* (2008), Rathore e Kachwaha (2009), Rathore *et al.* (2010), Sabapara *et al.* (2010) e Hole (2016). Manohar *et al.* (2014), Rangamma *et al.* (2016) e Pata *et al.* (2019) relataram que a maioria dos entrevistados seguiu a regra AM-PM para inseminação de búfalos.

Quadro n.o 4.2.2 Inseminação ou acasalamento de animais leiteiros após deteção de cio em distritos seleccionados de Madhya Pradesh

Categoria	Rewa		Satna		Sidhi		Singra	uli		
	N	%	N	%	N	%	N	%		
Calor precoce	3	5.00	15	25.00	39	65.00	0	0.00		
Calor médio	43	71.67	32	53.33	0	0.00	21	35.00		
Calor tardio	14	23.33	13	21.67	21	35.00	39	65.00		

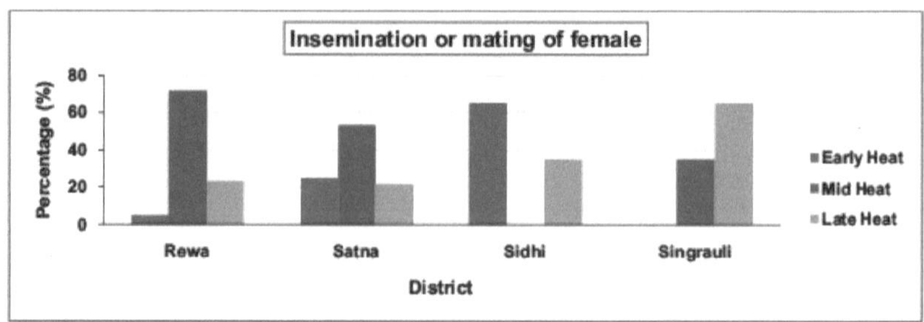

Figura 4.2.2 Acasalamento da fêmea após deteção do cio adotado pelo inquirido na criação de gado leiteiro

4.2.3 Reprodução após o parto

A presente investigação mostrou que a maioria dos inquiridos, cerca de 66,67%, 70,00%, 71,67% e 75,00%, criam as suas búfalas após 90 dias depois do parto, seguidos de 33,33%, 30,00%, 28,33% e 25,00% dos inquiridos criam entre 60-90 dias depois do parto e nenhum deles cria entre 45-60 dias depois do parto nos distritos de Rewa, Satna, Sidhi e Singrauli, respetivamente (Quadro No 4.2.3 e Figura 4.2.3).

Os resultados do presente estudo indicam um nível muito elevado de sensibilização para a caraterística económica mais importante dos animais leiteiros. Por conseguinte, é bastante evidente, a partir dos resultados emergentes de várias práticas de criação seguidas pelos criadores de búfalos na área de estudo, que a maioria dos inquiridos adoptava as práticas de criação recomendadas. Esta constatação está de acordo com as observações de Chowdhry *et al.*

(2006), Gupta *et al.* (2008), Sabapara *et al.* (2010) e Khadda *et al.* (2017). No entanto, um número menor de inquiridos seguiu esta prática, tal como referido por Shirsat *et al.* (1994), Jagdale *et al.* (2000) e Malik *et al.* (2005).

Quadro n.º 4.2.3 Reprodução após o parto de animais leiteiros dos distritos seleccionados de Madhya Pradesh

Categoria	Rewa		Satna		Sidhi		Singrauli	
	N	%	N	%	N	%	N	%
45-60 dias	0	0.00	0	0.00	0	0.00	0	0.00
60-90 dias	20	33.33	18	30.00	17	28.33	15	25.00
>90 dias	40	66.67	42	70.00	43	71.67	45	75.00

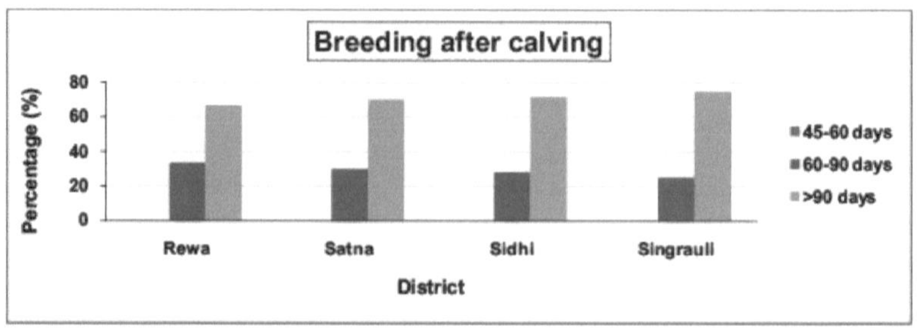

Figura 4.2.3 Práticas de reprodução após o parto adoptadas pelo inquirido na produção leiteira

4.2.4 Diagnóstico de gravidez

Os presentes resultados revelaram que a maioria dos inquiridos, cerca de 58,33%, 66,67%, 66,67% e 46,67%, dependia do Hospital Veterinário para a reprodução após o parto, ao passo que 25,00%, 3,33%, 20,00% e 20,00% dos inquiridos dependiam dos trabalhadores da A. I. e 16,67%, 30,00%, 13,33% e 33,33% dos inquiridos dependiam dos seus próprios juízos para a reprodução após o parto no distrito de Rewa, Satna, Sidhi e Singrauli.I. e 16,67%, 30,00%, 13,33% e 33,33% dos inquiridos dependiam dos seus próprios julgamentos para a reprodução após o parto nos distritos de Rewa, Satna, Sidhi e Singrauli, respetivamente (Quadro n.º 4.2.4 e Figura 4.2.4).

Os resultados actuais do diagnóstico de gestação são superiores aos observados por Yadav *et al.* (2009) e Sabapara (2016), que referiram que a maioria dos casos de diagnóstico de gestação foi efectuada por veterinários. No entanto, contrariamente aos resultados actuais, Jagdale *et al.* (2000) e Gupta *et al.* (2008) referiram que a maioria dos diagnósticos foi efectuada por trabalhadores de I.A.

Quadro n.o 4.2.4 Diagnóstico de gravidez de animais leiteiros de distritos seleccionados de Madhya Pradesh

Categoria	Rewa		Satna		Sidhi		Singrauli			
	N	%	N	%	N	%	N	%		
Julgamentos próprios	10	16.67	18	30.00	8	13.33	20	33.33		
Veterinário qualificado	35	58.33	40	66.67	40	66.67	28	46.67		
Trabalhadores de I.A.	15	25.00	2	3.33	12	20.00	12	20.00		

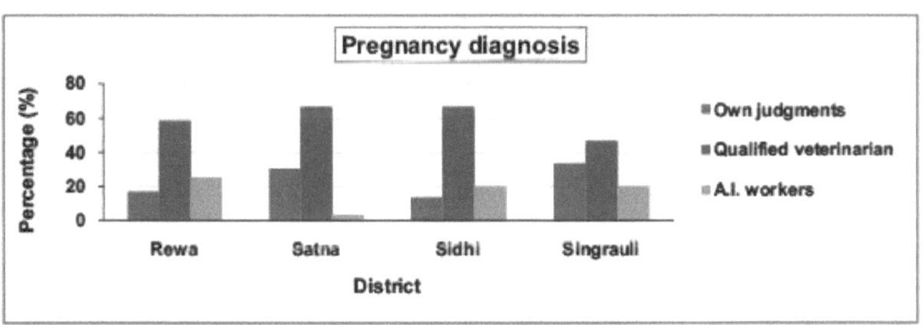

Figura 4.2.4 Práticas de diagnóstico de gravidez adoptadas pelo inquirido na exploração leiteira

4.2.5 Agência e disponibilidade de inseminação artificial (I.A.)

Os presentes resultados mostraram que a maioria dos inquiridos, 55,00%, 50,00%, 66,67% e 66,67%, depende do hospital veterinário para a I.A., ao passo que 38,33%, 50,00%, 33,33% e 33,33% dos inquiridos dependem de outros para a I.A. nos distritos de Rewa, Satna, Sidhi e Singrauli, respetivamente (Quadro n.º 4.2.5 e Figura 4.2.5).

Quadro n.º 4.2.5 Agência que fornece Inseminação Artificial (I.A.) aos animais leiteiros de distritos seleccionados de Madhya Pradesh

Categoria	Rewa		Satna		Sidhi		Singrauli	
	N	%	N	%	N	%	N	%
Hospital veterinário	23	55.00	30	50.00	40	66.67	40	66.67
Outros	33	38.33	30	50.00	20	33.33	20	33.33

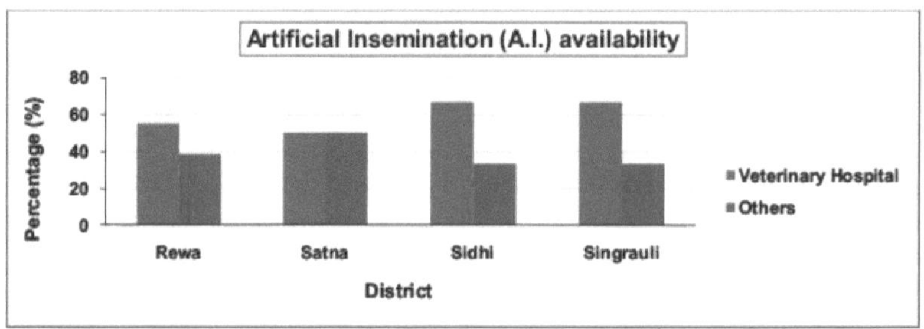

Figura 4.2.5 Agência que efectua inseminação artificial (I.A.) na produção leiteira

4.2.6 Número de inseminações por conceção bem sucedida

No que diz respeito ao número de inseminações necessárias por conceção bem sucedida em búfalas, a maioria 50,00%, 65,00%, 65,00% e 56,67% dos inquiridos adoptou uma única inseminação por conceção bem sucedida, enquanto 20,00%, 16,67%, 1,67% e 26.67% dos inquiridos adoptaram duas inseminações por conceção bem sucedida e 30,00%, 18,33%, 33,33% e 16,67% dos inquiridos adoptaram mais de duas inseminações por conceção bem sucedida nos distritos de Rewa, Satna, Sidhi e Singrauli, respetivamente (Quadro No4.2.6 e Figura 4.2.6).

Quadro n.o 4.2.6 Número de inseminações por conceção bem sucedida em animais leiteiros de distritos seleccionados de Madhya Pradesh

Categoria	Rewa		Satna		Sidhi		Singrauli			
	N	%	N	%	N	%	N	%		
Um	30	50.00	39	65.00	39	65.00	34	56.67		
Dois	12	20.00	10	16.67	1	1.67	16	26.67		
Mais de dois	18	30.00	11	18.33	20	33.33	10	16.67		

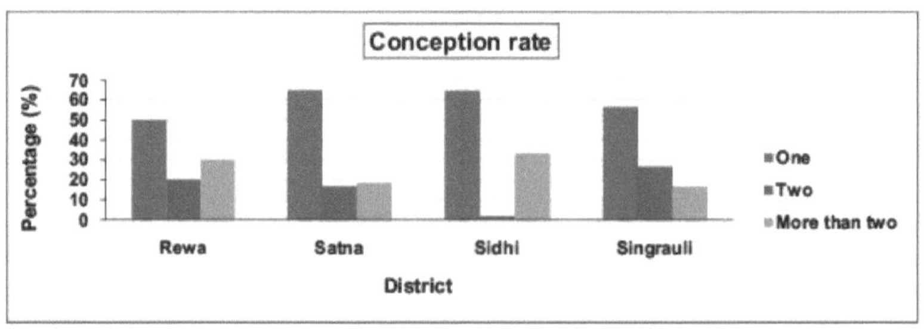

Figura 4.2.6 Número de inseminações por conceção bem sucedida em explorações leiteiras

4.2.7 Número de serviços na estação

No presente inquérito, a maioria dos inquiridos (60,00%, 60,00%, 80,00% e 83,33%)

admitiu que os animais concebiam na estação do verão, ao passo que 40,00%, 40,00%, 20,00% e 16,67% dos inquiridos admitiram que os animais concebiam na estação das chuvas nos distritos de Rewa, Satna, Sidhi e Singrauli, respetivamente (Quadro n.º 4.2.7 e Figura 4.2.7).

Quadro n.o 4.2.7 Número de serviços necessários em diferentes estações do ano para os animais leiteiros de distritos seleccionados de Madhya Pradesh

Categoria	Rewa		Satna		Sidhi		Singrauli			
	N	%	N	%	N	%	N	%		
verão	36	60.00	36	60.00	48	80.00	50	83.33		
Chuvoso	24	40.00	24	40.00	12	20.00	10	16.67		
inverno	0	0.00	0	0.00	0	0.00	0	0.00		

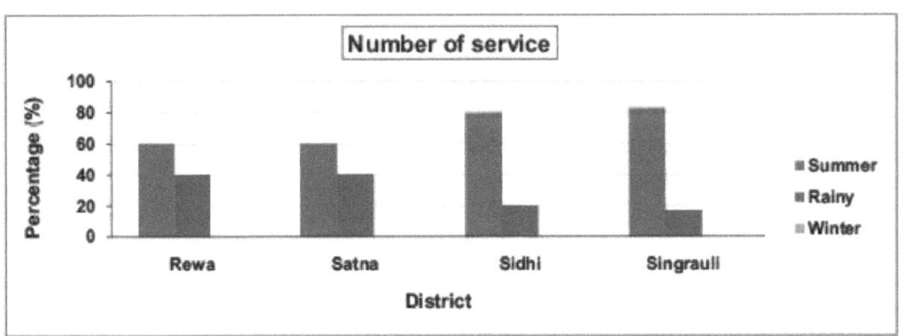

Figura 4.2.7 Número de serviços necessários em diferentes estações do ano na produção leiteira

4.2.8 Contribuição do veterinário durante o parto

Os resultados do presente inquérito mostraram que a maioria dos inquiridos (88,33%, 83,33%, 60,00% e 66,67%) não recorreu à ajuda de um veterinário durante o parto, ao passo que 11,67%, 16,67%, 40,00% e 33,33% dos inquiridos recorreram à ajuda de um veterinário durante o parto nos distritos de Rewa, Satna, Sidhi e Singrauli, respetivamente (Quadro n.º 4.2.8 e Figura 4.2.10).

Quadro n.º 4.2.8 Contribuição do veterinário durante o parto em animais leiteiros de distritos seleccionados de Madhya Pradesh

Categoria	Rewa		Satna		Sidhi		Singrauli			
	N	%	N	%	N	%	N	%		
Sim	7	11.67	10	16.67	24	40.0 0	20	33.33		
Não	53	88.33	50	83.33	36	60.0 0	40	66.67		

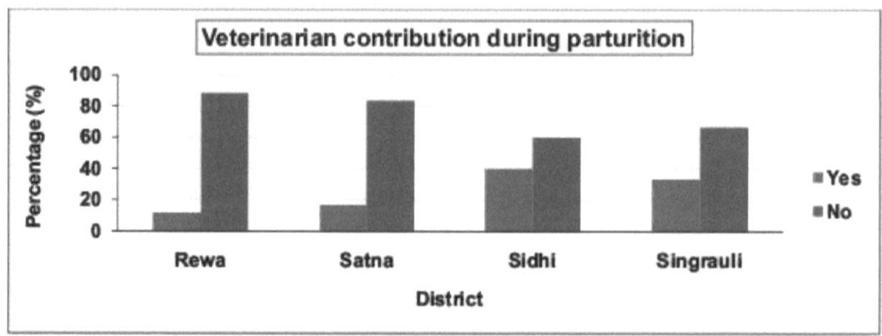

Figura 4.2.8 Contribuição do veterinário durante o parto em explorações leiteiras

4.2.9 Registos de reprodução de animais leiteiros

Os resultados do presente estudo mostraram que a maioria 95,00%, 98,33%, 78,33% e 100,00% dos entrevistados não mantiveram os registros de reprodução de seus animais leiteiros, enquanto 5,00%, 1,67%, 21,67% e 0,00% dos entrevistados mantiveram os registros de reprodução de seus animais leiteiros em Rewa, Satna, Sidhi e Singrauli distrito respetivamente (Tabela No 4.2.9 e Figura 4.2.9). Os presentes resultados são mais encorajadores do que os resultados de Kumar *et al.* (2011), Kumar *et al.* (2014) e Kumar *et al.* (2019).

Quadro n.o 4.2.9 Manutenção do registo de reprodução de animais leiteiros de distritos seleccionados de Madhya Pradesh

Categoria	Rewa		Satna		Sidhi		Singrauli			
	N	%	N	%	N	%	N	%		
Sim	3	5.00	1	1.67	13	21.67	0	0.00		
Não	57	95.00	59	98.33	47	78.33	60	100.00		

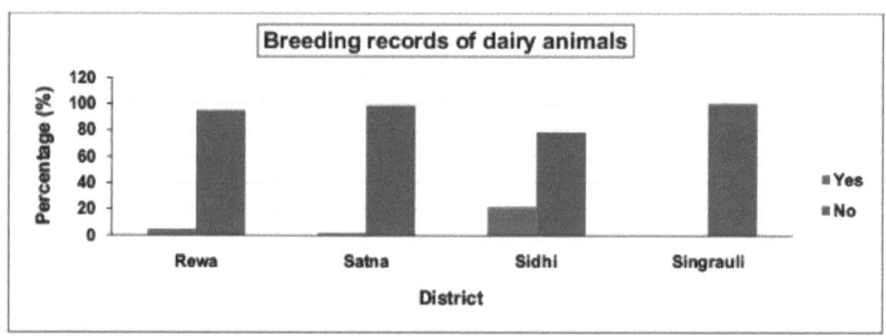

Figura 4.2.9 Práticas para manter os registos de reprodução da criação de gado leiteiro

4.2.10 A IA serve para búfalos disponíveis no seu local de trabalho?

Os presentes resultados mostraram que a maioria dos inquiridos (68,33%, 70,00%, 83,33% e 78,33%) serve a I.A. para os búfalos disponíveis na sua área de residência, enquanto 31,67%, 30,00%, 16,67% e 5,00% dos inquiridos não servem a

I.A. para os búfalos disponíveis na sua área de residência nos distritos de Rewa, Satna, Sidhi e Singrauli, respetivamente (Quadro 4.2.9 e Figura 4.2.10).

Quadro n.o 4.2.10 A IA serve para os animais leiteiros disponíveis nos distritos seleccionados de Madhya Pradesh

Categoria	Rewa		Satna		Sidhi		Singrauli			
	N	%	N	%	N	%	N	%		
Sim	41	68.33	42	70.00	50	83.33	47	78.33		
Não	19	31.67	18	30.00	10	16.67	13	21.67		

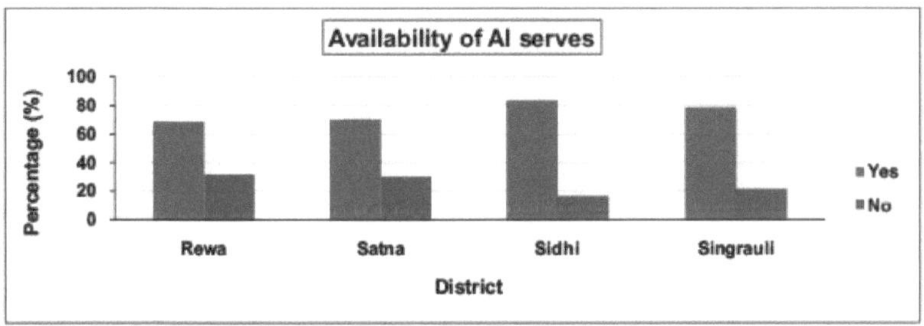

Figura 4.2.10 Disponibilidade de serviços de IA na produção leiteira

4.3 PRÁTICAS ALIMENTARES

As práticas de alimentação são uma das práticas mais importantes na criação de animais. É geralmente aceite que todos os animais não conseguem demonstrar todo o seu potencial genético para uma maior produção quando são alimentados com níveis baixos. A alimentação insuficiente dos animais jovens conduz a um crescimento deficiente, a um atraso na maturidade e a uma produtividade inferior à óptima após terem atingido a idade de reprodução. Os proprietários de animais leiteiros devem ter um conhecimento profundo dos factos de que a produção de leite pode ser aumentada através da adoção de melhores práticas de alimentação animal.

A informação relativa às práticas alimentares adoptadas pelos proprietários de búfalos nos distritos de Rewa, Satna, Sidhi e Singrauli é apresentada nos quadros 4.3.1 a 4.3.14 e na figura 4.3.14. As diferentes práticas de alimentação relacionadas com os cuidados de saúde dos búfalos eram semelhantes entre estes distritos.

4.3.1 Tipo de alimentação

O presente estudo revelou que a maioria dos inquiridos, cerca de 78,33%, 51,67%, 21,67% e 48,33%, seguia a alimentação em grupo, enquanto apenas 5,00%, 8,33%, 30,00% e 5,00% dos inquiridos seguiam a alimentação individual e 16,67%, 40,00%, 48,33% e 46,67% dos inquiridos seguiam ambos os tipos de práticas alimentares nos distritos de Rewa, Satna, Sidhi e Singrauli, respetivamente (Quadro n.º 4.3.1 e Figura 4.3.1).

A maioria dos agricultores adoptou práticas de alimentação em grupo, tanto individuais como em grupo, para manter um nível uniforme de nutrição para todos os animais e para poupar espaço e mão de obra. A adoção desta prática revela a falta de sensibilização dos agricultores para esta questão. No entanto, ao contrário das conclusões actuais de Chowdhry *et al.* (2006), Sabapara *et al.* (2015) e Kumar *et al.* (2019).

Quadro n.º 4.3.1 Tipo de alimentação praticada para os animais leiteiros em distritos seleccionados de Madhya Pradesh

Categoria	Rewa		Satna		Sidhi		Singrauli			
	N	%	N	%	N	%	N	%		
Individualmente	3	5.00	5	8.33	18	30.00	3	5.00		
Em grupo	47	78.33	31	51.67	13	21.67	29	48.33		
Ambos	10	16.67	24	40.00	29	48.33	28	46.67		

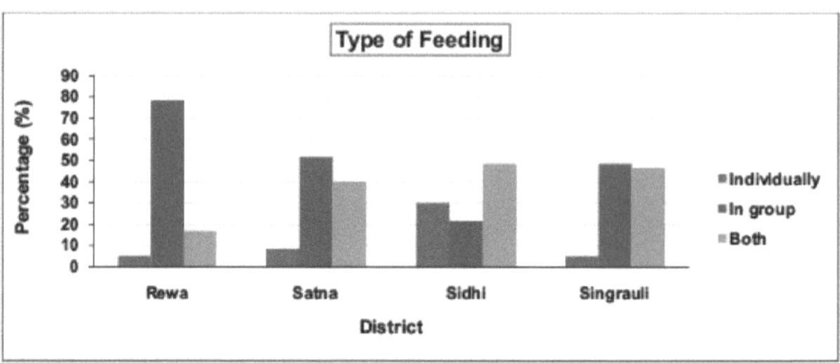

Figura 4.3.1 Tipo de práticas alimentares adoptadas pelos inquiridos na produção de leite

4.3.2 Sistema de alimentação

O presente inquérito indicou que a maioria dos inquiridos, cerca de 86,67%, 90,00%, 75,00% e 80,00%, praticava a alimentação em estábulo, enquanto apenas 13,33%, 10,00%, 25,00% e 20,00% dos inquiridos praticavam o sistema de alimentação em pastoreio nos distritos de Rewa, Satna, Sidhi e Singrauli, respetivamente (Quadro n.º 4.3.2 e Figura 4.3.2).

Observou-se que, para manter um nível uniforme de nutrição para a produção de leite, apesar de haver pastagens/áreas em redor, os proprietários dos animais não os enviam normalmente para pastar, mas alimentam-nos em grupo. A adoção desta prática revela a plena consciência dos agricultores a este respeito. Estas conclusões estão em conformidade com os resultados de Gupta *et al.* (2008), Manohar *et al.* (2014) e Kumar *et al.* (2019). Pata *et al.* (2018) observaram que a maioria dos inquiridos alimentava ambos (estábulo e pastagem), seguindo-se os que praticavam a alimentação em estábulo e a pastagem apenas.

Quadro n.º 4.3.2 Sistema de alimentação adotado para os animais leiteiros em distritos seleccionados de Madhya Pradesh

Categoria	Rewa		Satna		Sidhi		Singrauli			
	N	%	N	%	N	%	N	%		
Pastoreio	8	13.33	6	10.00	15	25.00	12	20.00		
Alimentado por um estábulo	52	86.67	54	90.00	45	75.00	48	80.00		

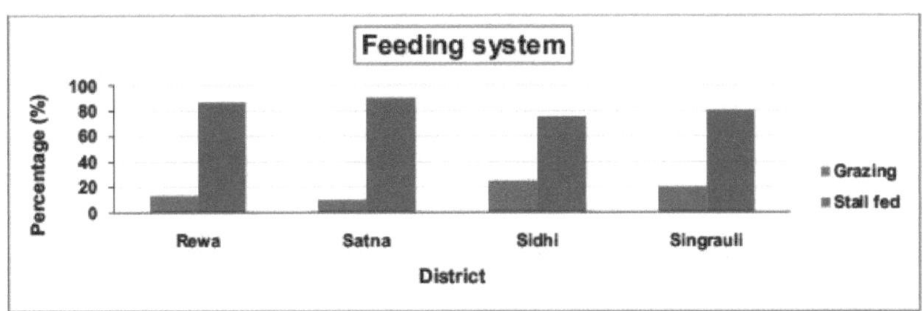

Figura 4.3.2 Sistema de alimentação adotado pelos inquiridos na produção de leite

4.3.3 Cultura de forragens verdes

A presente investigação mostrou que a maioria dos inquiridos, cerca de 68,33%, 38,33%, 80,00% e 40,00%, cultivava forragens verdes, enquanto apenas 13,33%, 10,00%, 3,33% e 11,67% dos inquiridos compravam forragens verdes e 18,33%, 51,67%, 16,67% e 48,33% dos inquiridos dependiam tanto de culturas forrageiras cultivadas em casa como de culturas forrageiras compradas para a alimentação dos animais no distrito de Rewa, Satna, Sidhi e Singrauli.33%, 51,67%, 16,67% e 48,33% dos inquiridos dependem tanto de culturas forrageiras cultivadas em casa como de culturas forrageiras compradas para a alimentação dos animais nos distritos de Rewa, Satna, Sidhi e Singrauli, respetivamente (Quadro n.º 4.3.3 e Figura 4.3.3).

Estas conclusões estão em conformidade com as conclusões de Rathore *et al.* (2010), Sabapara *et al.* (2010), Aulakh *et al.* (2011), Akila e Senthilvel (2012), Rangamma *et al.* (2013) e Manohar *et al.* (2014).

Quadro n.º 4.3.3 Cultivo de forragens verdes para animais de criação nos distritos seleccionados de Madhya Pradesh

Categoria	Rewa		Satna		Sidhi		Singrauli			
	N	%	N	%	N	%	N	%		
Comprado	8	13.33	6	10.00	2	3.33	7	11.67		
Cultivo doméstico	41	68.33	23	38.33	48	80.00	24	40.00		
Ambos	11	18.33	31	51.67	10	16.67	29	48.33		

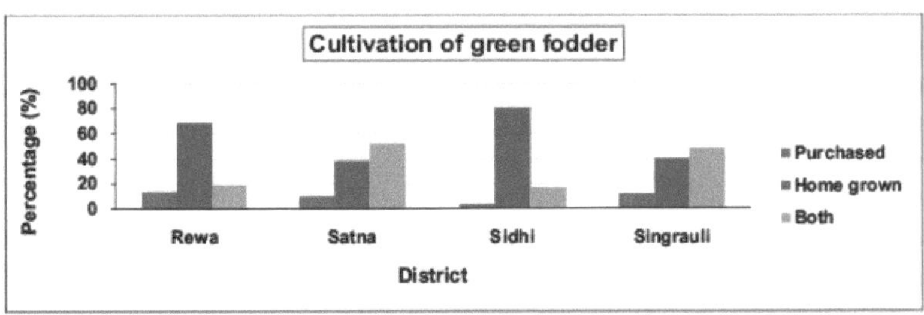

Figura 4.3.3 Práticas de cultivo de forragens verdes pelos inquiridos em explorações leiteiras 4.3.4 Cultivo de forragens secas

A presente investigação mostrou que a maioria dos inquiridos, cerca de 81,67%, 78,33%, 83,33% e 73,33%, depende de forragens secas cultivadas em casa, enquanto apenas 5,00%, 1,67%, 0,00% e 3,33% dos inquiridos dependem de forragens compradas e 13.33%, 20,00%, 16,67% e 23,33% dos inquiridos dependem de forragens secas cultivadas em casa e compradas para a alimentação dos animais nos distritos de Rewa, Satna, Sidhi e Singrauli, respetivamente (Quadro nº 4.3.4 e Figura 4.3.4)

No entanto, contrariamente às conclusões actuais de Tiwari *et al.* (2009), Sabapara *et al.* (2010), Kumar *et al.* (2012) e Dar *et al.* (2017). Verificaram que as forragens secas consistem maioritariamente em palha de trigo e de arroz. A maioria dos agricultores alimentava os seus animais com palha, subproduto disponível das culturas de trigo e de arroz.

Quadro n.º 4.3.4 Cultivo de forragens secas para animais de criação nos distritos seleccionados de Madhya Pradesh

Categoria	Rewa		Satna		Sidhi		Singrauli	
	N	%	N	%	N	%	N	%
Comprado	3	5.00	1	1.67	0	0.00	2	3.33
Cultivo doméstico	49	81.67	47	78.33	50	83.33	44	73.33
Ambos	8	13.33	12	20.00	10	16.67	14	23.33

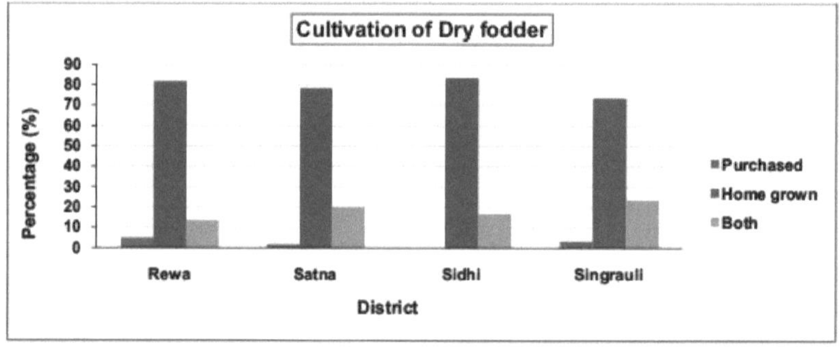

Figura 4.3.4 Práticas de cultivo de forragens secas pelos inquiridos em explorações leiteiras

4.3.5 Desfibramento das forragens

Os presentes resultados revelaram que a maioria dos inquiridos, cerca de 70,00%, 76,67%, 78,33% e 80,00%, ofereceu forragens trituradas, enquanto apenas 30,00%, 23,33%, 21,67% e 20,00% dos agricultores praticaram a alimentação de forragens como tal nos distritos de Rewa, Satna, Sidhi e Singrauli, respetivamente (Quadro n.º 4.3.5 e Figura 4.3.5).

Observou-se que a maioria dos agricultores estava consciente da importância da utilização de forragens trituradas. Tal pode dever-se a um conhecimento adequado da utilização eficiente de alimentos e forragens. Estas conclusões estão de acordo com os resultados de Rathore e Kachwaha (2009). No entanto, as presentes conclusões são contrárias aos resultados de Chowdhry *et al.* (2006).

Quadro n.º 4.3.5 Forragem para os animais de criação dos distritos seleccionados de Madhya Pradesh

Categoria	Rewa		Satna		Sidhi		Singrauli			
	N	%	N	%	N	%	N	%		
Sim	42	70.00	46	76.67	47	78.33	48	80.00		
Não	18	30.00	14	23.33	13	21.67	12	20.00		

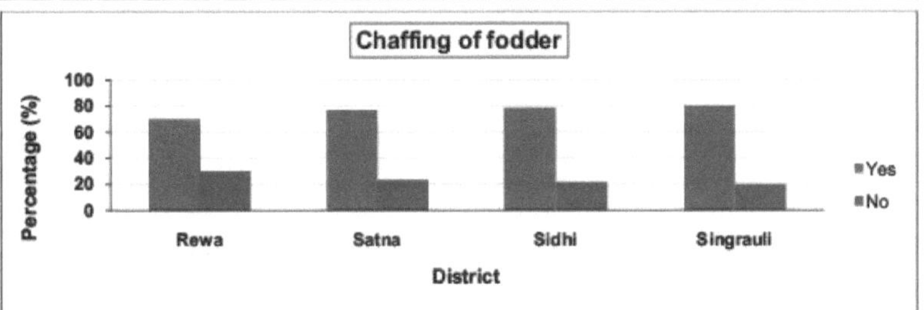

Figura 4.3.5 Oferta de forragens trituradas pelos inquiridos em explorações leiteiras

4.3.6 Tipos de alimentação concentrada

Os presentes resultados revelaram que cerca de 40,00%, 6,67%, 15,00% e 15,00% dos inquiridos dependem de ingredientes caseiros, enquanto 60,00%, 40,00%, 18,33% e 18,33% dos inquiridos dependem de alimentos compostos e 0,00%, 53.33%, 66,67% e 66,67% dos inquiridos dependem tanto de ingredientes caseiros como de alimentos compostos para os animais nos distritos de Rewa, Satna, Sidhi e Singrauli, respetivamente (Quadro n.º 4.3.6 e Figura 4.3.6).

Sentiu-se que a alimentação com alimentos compostos aumenta a produção de leite e também a percentagem de gordura do leite. Os presentes resultados estão de acordo com os resultados de Sabapara *et al.* (2010). No entanto, os resultados são contrários aos resultados de Manohar *et al.* (2014), que relataram que a maioria dos inquiridos alimentava as suas búfalas com uma mistura preparada em casa, seguida de uma mistura pronta e de uma mistura de preparada em casa e pronta.

Quadro n.º 4.3.6 Tipos de alimentação concentrada para os animais de criação dos distritos seleccionados de Madhya Pradesh

Categoria	Rewa		Satna		Sidhi		Singrauli	
	N	%	N	%	N	%	N	%
Mistura caseira	24	40.00	4	6.67	9	15.00	9	15.00
Alimento composto	36	60.00	24	40.00	11	18.33	11	18.33
Ambos	0	0.00	32	53.33	40	66.67	40	66.67

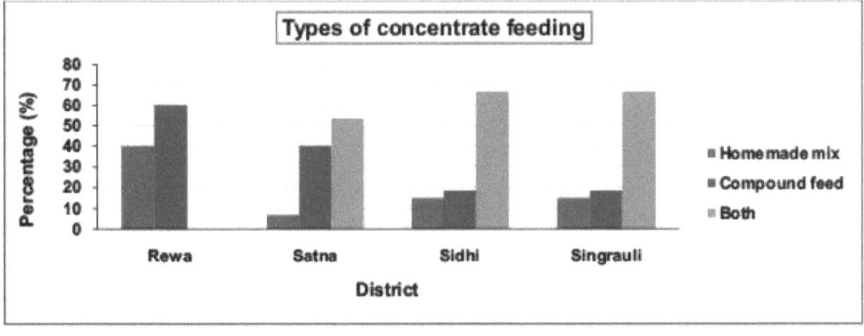

Figura 4.3.6 Tipos de alimentação concentrada praticados pelos inquiridos na produção leiteira

4.3.7 Fornecimento de forragens

Os presentes resultados mostraram que a maioria dos agricultores, cerca de 88,33%, 100,00%, 81,67% e 100,00%, dispunha de uma oferta adequada de forragem, enquanto apenas 11,67%, 0,00%, 18,33% e 0,00% dos agricultores dispunham de uma oferta inadequada de forragem nos distritos de Rewa, Satna, Sidhi e Singrauli, respetivamente (Quadro nº 4.3.7 e Figura 4.3.7).

Quadro n.º 4.3.7 Fornecimento de forragens aos animais de criação dos distritos seleccionados de Madhya Pradesh

Categoria	Rewa		Satna		Sidhi		Singrauli			
	N	%	N	%	N	%	N	%		
Adequado	53	88.33	60	100.00	49	81.67	60	100.00		
insuficiente	7	11.67	0	0.00	11	18.33	0	0.00		

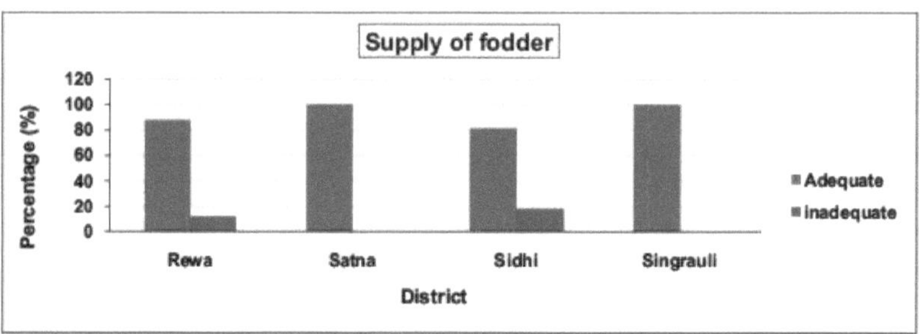

Figura 4.3.7 Fornecimento de forragens pelos inquiridos na produção de leite

4.3.8 Método de fornecimento de alimentos para animais

Quanto ao método de fornecimento de alimentos, 56,67%, 63,33%, 48,33% e 66,67% dos inquiridos alimentam os animais de forma grosseira, enquanto 43,33%, 36,67%, 51,67% e 33,33% dos inquiridos alimentam os animais separadamente nos distritos de Rewa, Satna, Sidhi e Singrauli, respetivamente (Quadro nº 4.3.8 e Figura 4.3.8).

Quadro n.º 4.3.8 Método de fornecimento de alimentos aos animais de criação dos distritos seleccionados de Madhya Pradesh

Categoria	Rewa		Satna		Sidhi		Singrauli		
	N	%	N	%	N	%	N	%	
Alimentar com rugosidade	34	56.67	38	63.33	29	48.33	40	66.67	
Alimentação separada	26	43.33	22	36.67	31	51.67	20	33.33	

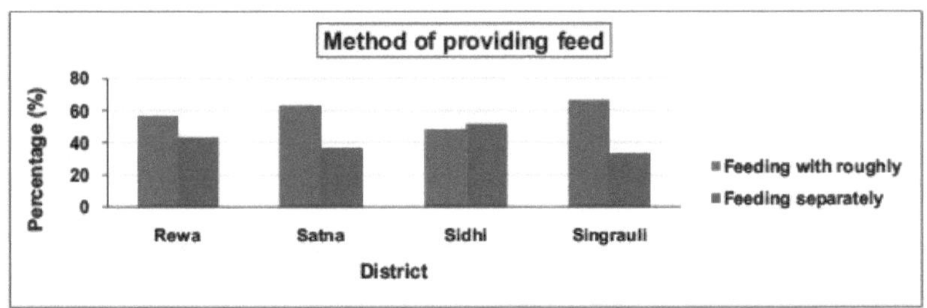

Figura 4.3.8 Método de fornecimento de alimentos pelos inquiridos na criação de gado leiteiro

4.3.9 Critérios de alimentação seguidos

A maioria dos inquiridos, cerca de 91,67%, 100,00%, 55,00% e 100,00%, seguiu o conceito de padrão de alimentação com base na quantidade de leite produzido, enquanto apenas 8,33%, 0,00%, 45,00% e 0,00% dos inquiridos não seguiram o conceito de padrão de alimentação para animais nos distritos de Rewa, Satna, Sidhi e Singrauli, respetivamente (Quadro n.º 4.3.9 e Figura 4.3.9).

A maioria dos agricultores alimentava os seus animais com base na sua produção de leite. A adoção deste conceito de padrão alimentar mostra a plena consciência dos agricultores a este respeito. Este facto está em conformidade com as conclusões de Deoras *et al.* (2004), Malik *et al.* (2005) e Sheikh *et al.* (2011).

Quadro n.º 4.3.9 Critérios de alimentação seguidos pelos animais leiteiros dos distritos seleccionados de Madhya Pradesh

Categoria	Rewa		Satna		Sidhi		Singrauli			
	N	%	N	%	N	%	N	%		
Sim	55	91.67	60	100.00	33	55.00	60	100.00		
Näo	5	8.33	0	0.00	27	45.00	0	0.00		

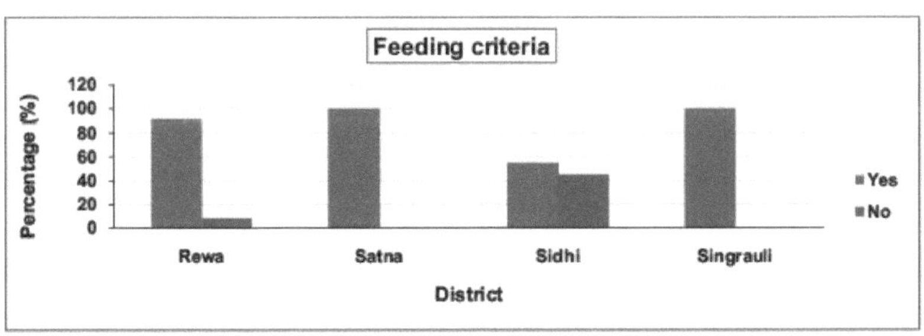

Figura 4.3.9 Critérios de alimentação seguidos pelos inquiridos na produção de leite

4.3.10 Alimentação de desafio (ração suplementar de concentrado)

Os resultados do presente inquérito mostraram que a maioria dos inquiridos, cerca de 68,33%, 100,00%, 66,67% e 100,00%, forneceu uma ração com suplemento de concentrado (alimentação de desafio), enquanto apenas 31,67%, 0,00%, 33,33% e

0,00% dos inquiridos não seguiram a alimentação de desafio aos animais nos distritos de Rewa, Satna, Sidhi e Singrauli, respetivamente (Quadro n.º 4.3.10 e Figura 4.3.10).

Os resultados são apoiados por Chowdhry *et al.* (2006), Rathore e Kachwaha (2009), Sabapara *et al.* (2010) e Kumar e Mishra (2011). No entanto, Madke *et al.* (2006) e Rangamma *et al.* (2013) referiram que uma percentagem muito baixa dos inquiridos fornecia concentrados aos seus animais em estado avançado de gestação. A maioria dos inquiridos alimentava os animais com alimentos ricos em energia e proteínas para evitar o stress e fornecer energia suficiente para a renovação dos animais após o parto (Sabapara *et al.*, 2010 e Sheikh *et al.*, 2011).

Quadro n.º 4.3.10 Desafio alimentar para os animais de criação de gado leiteiro dos distritos seleccionados de Madhya Pradesh

Categoria	Rewa		Satna		Sidhi		Singrauli			
	N	%	N	%	N	%	N	%		
Sim	41	68.33	60	100.00	40	66.67	60	100.00		
Não	19	31.67	0	0.00	20	33.33	0	0.00		

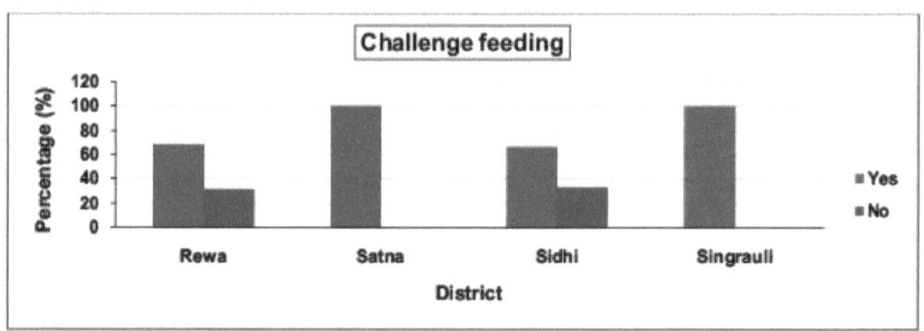

Figura 4.3.10 Desafio alimentar praticado pelos inquiridos na produção de leite

4.3.11 Alimentação com sal comum

Quanto ao método de alimentação com sal comum, a maioria dos inquiridos, cerca de 33,33%, 100,00%, 73,33% e 100,00%, alimentava ocasionalmente os seus animais com sal comum, enquanto 66,67%, 0,00%, 26,67% e 0,00% dos inquiridos não alimentavam os seus animais com sal comum e nenhum dos inquiridos alimentava diariamente os animais com sal comum nos distritos de Rewa, Satna, Sidhi e Singrauli, respetivamente (Quadro nº 4.3.11 e Figura 4.3.11).

Tal pode dever-se à falta de conhecimentos dos proprietários de animais leiteiros. As presentes conclusões são bem apoiadas pelas conclusões de Singh *et al.* (2007), Rathore *et al.* (2010), Sabapara *et al.* (2010), Sabapara *et al.* (2015) e Kumar *et al.* (2019). No entanto, ao contrário das conclusões actuais de Malik *et al.* (2005), Rathore e Kachwaha (2009), Kumar e Mishra (2011) e Kumar *et al.* (2011).

Quadro n.o 4.3.11 Alimentação comum com sal dos animais de criação dos distritos seleccionados de Madhya Pradesh

Categoria	Rewa		Satna		Sidhi		Singrauli	
	N	%	N	%	N			
Diário	0	0.00	0	0.00	0			
Ocasionalmente	40	66.67	60	100.00	44	73.33		

					60 100.00
Não fornecendo	20	33.33	0	0.00	16	26.67 0 0.00

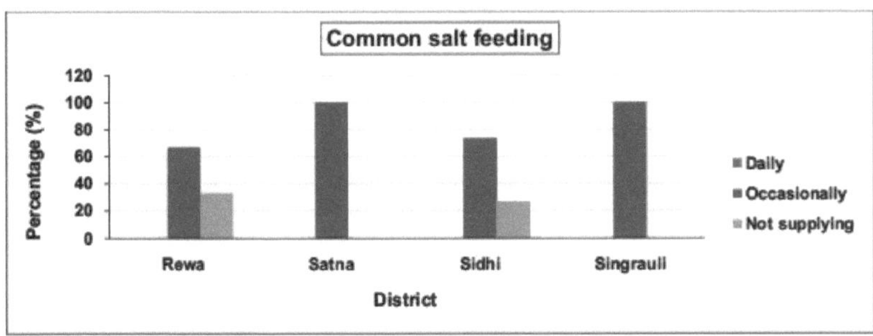

Figura 4.3.11 Alimentação comum com sal praticada pelos inquiridos na criação de gado leiteiro

4.3.12 Alimentação do misturador de minerais

Quanto ao método de alimentação com misturador mineral, cerca de 65,00%, 65,00%, 66,67% e 66,67% dos inquiridos não fornecem misturador mineral à alimentação dos seus animais, enquanto 35,00%, 35,00%, 33,33% e 33,33% dos inquiridos fornecem ocasionalmente misturador mineral à alimentação dos animais e nenhum dos inquiridos pratica a alimentação diária dos animais com misturador mineral nos distritos de Rewa, Satna, Sidhi e Singrauli, respetivamente (Quadro n.º 4.3.12 e Figura 4.3.12).

Tal pode dever-se ao facto de os produtores de leite não estarem conscientes dos benefícios da alimentação com mistura mineral e não estarem dispostos a utilizá-la devido ao custo adicional da mistura mineral em que têm de incorrer para a allmentar. Esta situação tem de ser corrigida, fornecendo-lhes conhecimentos científicos. Resultados mais ou menos semelhantes foram registados por Sohane *et al.* (2004), Chowdhry *et al.* (2006), Sabapara *et al.* (2010), Singh *et al.* (2010), Khadda *et al.* (2017) e Kumar *et al.* (2017).

Quadro n.o 4.3.12 Alimentação com misturas minerais para os animais de criação dos distrltos seleccionados de Madhya Pradesh

Categoria	Rewa		Satna		Sidhi	Singrauli
	N	%	N	%	N	
Diário	0	0.00	0	0.00	0	
Ocasionalmente	21	35.00	21	35.00	20	33.33 20 33.33
Não fornecendo	39	65.00	39	65.00	40	66.67 40 66.67

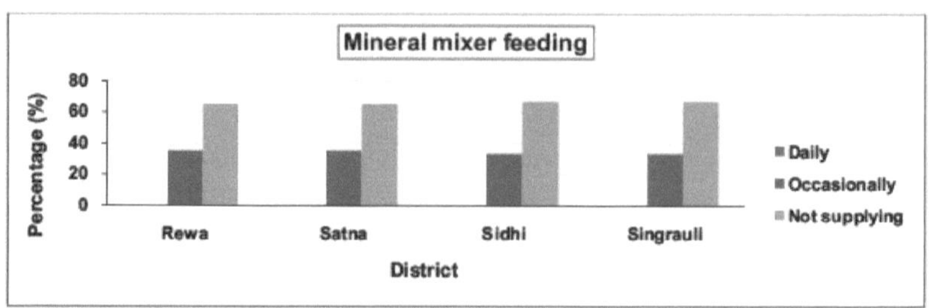

Figura 4.3.12 Alimentação com misturas de minerais praticada pelos inquiridos na criação de gado leiteiro

4.3.13 Fonte de água potável

Os resultados da presente investigação mostraram que a maioria dos inquiridos, cerca de 93,33%, 93,33%, 78,33% e 78,33%, dependem do poço tubular como fonte de água potável, enquanto apenas 6,67%, 6,67%, 21,67% e 21,67% dos inquiridos dependem de outra fonte e nenhum dos inquiridos depende do rio como fonte de água potável para os animais nos distritos de Rewa, Satna, Sidhi e Singrauli, respetivamente (Quadro n.º 4.3.13 e Figura 4.3.13). Assim, os recursos parecem ser comuns e disponíveis na mesma medida para os inquiridos destes distritos. As presentes conclusões são comparáveis com os resultados de Malik *et al.* (2005), Singh *et al.* (2007), Sabapara *et al.* (2010) e Kumar *et al.* (2019).

Quadro n.º 4.3.13 Fonte de água potável para os animais de criação dos distritos seleccionados de Madhya Pradesh

Categoria	Rewa		Satna		Sidhi	Singrauli
	N	%	N	%	N	
Poço de tubos	56	93.33	56	93.33	47	
Rio	0	0.00	0	0.00	0	0.00 0 0.00
Outros	4	6.67	4	6.67	13	21.67 13 21.67

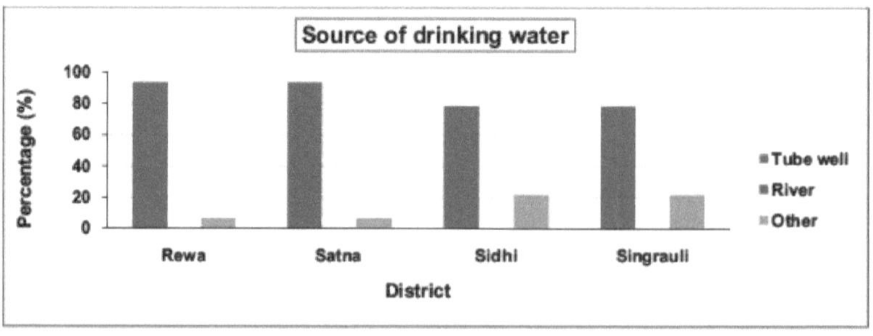

Figura 4.3.13 Fonte de água potável utilizada pelos inquiridos na produção de leite

4.3.14 Programa de alimentação de vacas secas

Observou-se que nenhum dos inquiridos adoptou o programa de alimentação de vacas secas nos distritos de Rewa, Satna, Sidhi e Singrauli, respetivamente (Quadro n.º 4.6.1.4 e Figura 4.6.1.4).

Quadro n.º 4.3.14 Programa de alimentação de vacas secas adotado pelos inquiridos em distritos seleccionados de Madhya Pradesh na produção leiteira

Categoria	Rewa		Satna		Sidhi		Singrauli			
	N	%	N	%	N	%	N	%		
Sim	0	0.0	0	0.0	0	0.0	0	0.0		
Não	60	100.0	60	100.0	60	100.0	60	100.0		

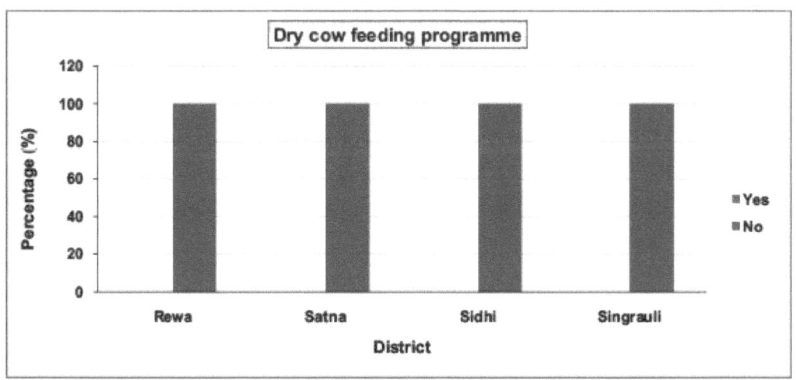

Figura 4.3.14 Programa de alimentação de vacas secas adotado pelo inquirido na produção leiteira

4.4 PRÁTICAS DE ALOJAMENTO

A informação relativa às práticas de gestão do alojamento adoptadas pelos proprietários de búfalos nos distritos de Rewa, Satna, Sidhi e Singrauli é apresentada no Quadro n.º 4.4.1 a 4.4.12 e na Figura 4.4.1 a 4.4.12. As diferentes práticas de alojamento relacionadas com os cuidados de saúde dos búfalos eram semelhantes entre estes distritos.

4.4.1 Tipo de alojamento dos animais

O presente estudo revelou que a maioria dos inquiridos, cerca de 80,00%, 66,67%, 76,67% e 70,00%, seguia o tipo de alojamento de animais em grupo, enquanto apenas 20,00%, 33,33%, 23,33% e 30,00% dos inquiridos seguiam o tipo de alojamento de animais individual nos distritos de Rewa, Satna, Sidhi e Singrauli, respetivamente (Quadro nº 4.4.1 e Figura 4.4.1).

Quase todos os agricultores não mantinham os seus animais num único local durante todo o ano ou mesmo durante todo o dia e noite. A disponibilização de instalações adequadas para o alojamento dos animais não só reduz o desperdício de energia na manutenção da zona termo neutra, como também proporciona boas condições de higiene, reduz a incidência de doenças, protege-os dos predadores e proporciona melhores condições de trabalho aos agricultores. A maioria dos inquiridos prefere manter os seus animais perto de casa, de modo a poderem observá-los com mais frequência.

Quadro n.º 4.4.1 Tipo de alojamento dos animais nos distritos seleccionados

de Madhya Pradesh

Categoria	Rewa		Satna		Sidhi		Singrauli			
	N	%	N	%	N	%	N	%		
Individual	12	20.00	20	33.33	14	23.33	18	30.00		
Grupo	48	80.00	40	66.67	46	76.67	42	70.00		

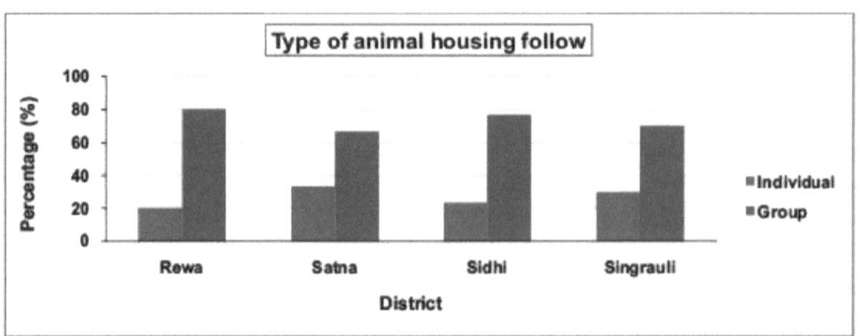

Figura 4.4.1 Tipo de alojamento dos animais utilizado pelos produtores de leite

4.4.2 Tipo de alojamento dos animais

A presente investigação indicou que a maioria dos inquiridos, cerca de 85,00%, 100,00%, 86,67% e 100,00%, seguiu o tipo de alojamento de animais solto, enquanto apenas 15,00%, 0,00%, 13,33% e 0,00% dos inquiridos seguiram o tipo convencional de alojamento de animais nos distritos de Rewa, Satna, Sidhi e Singrauli, respetivamente (Quadro n.º 4.4.2 e Figura 4.4.2). A conclusão do presente estudo foi semelhante às conclusões de Vikas *et al.* (2018), Kishore *et al.* (2013) e Manohar *et al.* (2014).

Quadro n.º 4.4.2 Tipo de alojamento dos animais leiteiros em distritos seleccionados de Madhya Pradesh

Categoria	Rewa		Satna		Sidhi		Singrauli			
	N	%	N	%	N	%	N	%		
Convencional	9	15.00	0	0.00	8	13.33	0	0.00		
Solto	51	85.00	60	100.00	52	86.67	60	100.00		

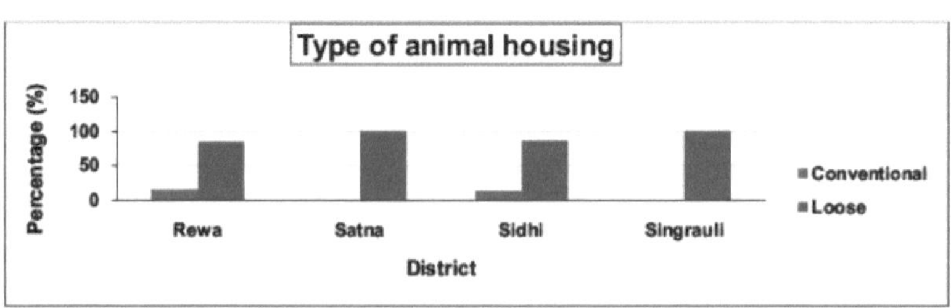

Figura 4.4.2 Tipo de alojamento dos animais adotado pelos produtores de leite

4.4.3 Disposição dos animais no pavilhão

Os presentes resultados também revelaram que cerca de 100,00%, 0,00%, 100,00% e 0,00% dos inquiridos seguiram a disposição dos animais em linha única no barracão, do total do tipo convencional de alojamento de animais, enquanto nenhum dos inquiridos seguiu a disposição dos animais em linha dupla nos distritos de Rewa, Satna, Sidhi e Singrauli, respetivamente (Quadro n.º 4.4.3 e Figura 4.4.3). Isto pode ser atribuído ao facto de o alojamento em linha única ser mais rentável para a construção de um barracão. Os resultados estão de acordo com as conclusões de Ahiwar *et al.* (2010) e Vranda *et al.* (2017).

Quadro n.º 4.4.3 Disposição dos animais em pavilhões de distritos seleccionados de Madhya Pradesh

Categoria	Rewa		Satna		Sidhi		Singrauli			
	N	%	N	%	N	%	N	%		
Linha única	9	100.00	0	0.00	8	100.0	0	0.00		
Linha dupla	0	0.00	0	0.00	0	0.00	0	0.00		

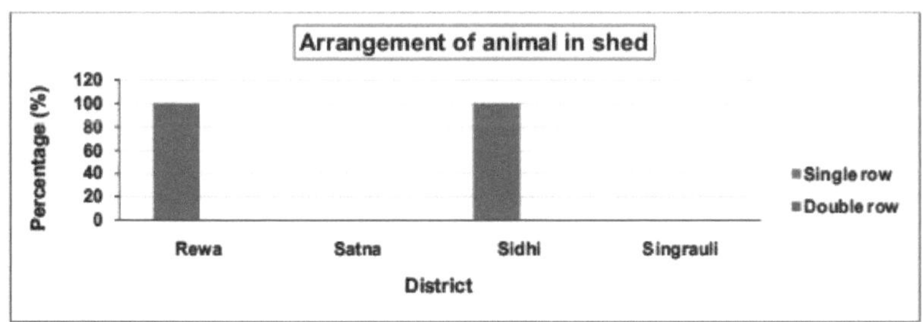

Figura 4.4.3 Disposição dos animais praticada no barracão pelos produtores de leite

4.4.4 Tipo de pavimento

Os presentes resultados revelaram que a maioria dos inquiridos, cerca de 61,67%, 93,33%, 81,67% e 95,00%, seguem o tipo de pavimento de barro no barracão dos animais, enquanto 21,67%, 6,67%, 30,00% e 5,00% dos inquiridos seguem o tipo de pavimento de betão e 16.67%, 0,00%, 1,67% e 0,00% dos inquiridos seguem o tipo de pavimento de tijolo no barracão dos animais nos distritos de Rewa, Satna, Sidhi e Singrauli, respetivamente (Quadro n.º 4.4.4 e Figura 4.4.4).

A maioria dos estábulos tem chão de kuchcha e este chão de kuchcha é tanto de terra como de lama. Os agricultores acreditam que os animais se sentem confortáveis quando estão sentados ou de pé. As conclusões do presente estudo estão de acordo com as conclusões de Sabapara *et al.* (2010), Singh *et al.* (2007) e Chowdhary *et al.* (2006). É observação geral que o pavimento *de pucca* é melhor do que o pavimento de terra para os animais, para os manter livres de problemas com vermes e também do ponto de vista higiénico. Os inquiridos neste estudo mostraram desconhecer estes problemas e deram preferência ao chão de terra batida, porque era barato e confortável para os animais.

Quadro n.º 4.4.4 Tipo de pavimento dos estábulos dos animais leiteiros em distritos seleccionados de Madhya Pradesh

Categoria	Rewa		Satna		Sidhi		Singrauli			
	N	%	N	%	N	%	N	%		
Betão	13	21.67	4	6.67	10	16.67	3	5.00		
Lama	37	61.67	56	93.33	49	81.67	57	95.00		
Tijolo	10	16.67	0	0.00	1	1.67	0	0.00		

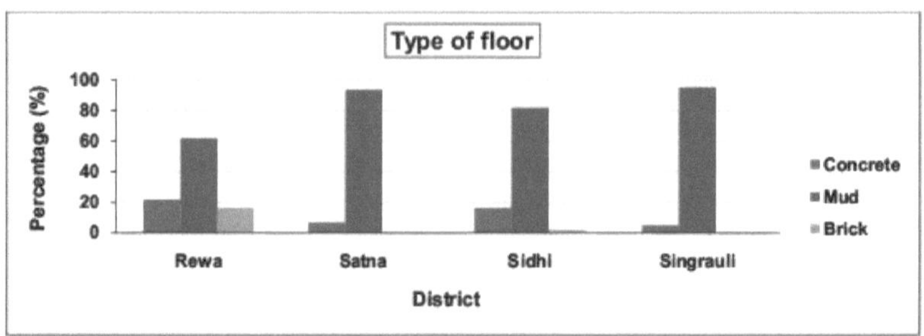

Figura 4.4.4 Tipo de pavimento praticado no estábulo dos animais pelos produtores de leite

4.4.5 Tipo de telhado

No caso do tipo de telhado, a maioria dos inquiridos, cerca de 85,00%, 100,00%, 81,67% e 100,00%, utilizou colmo como material de telhado para o barracão dos animais, enquanto apenas 6,67%, 0,00%, 1,67% e 0,00% dos inquiridos utilizaram telhado cimentado e 8.33%, 0.00%, 16.67% e 0.00% dos inquiridos usaram chapas de G.l. como materiais de telhado para o barracão dos animais em Rewa, Satna, Sidhi e Singrauli district respetivamente (Tabela No 4.4.5 e Figura 4.4.5).

A preferência por colmo como material de cobertura para o galpão pode ser devido à fácil disponibilidade e economia para os agricultores. Patel *et al.* (2019) observaram que a preferência dos inquiridos pelo material de cobertura eram as chapas de ferro, seguidas das chapas de colmo e amianto utilizadas para o abrigo dos búfalos. Vikas *et al.* (2018) observaram que a maioria dos inquiridos utilizava amianto/estanho, seguido de laje de pedra, cimento e colmo para a cobertura do barracão. Vranda *et al.* (2017) relataram que a maioria dos agricultores usava chapas de ferro galvanizado para o galpão.

Quadro n.º 4.4.5 Tipo de telhado para o estábulo dos animais em distritos seleccionados de Madhya Pradesh

Categoria	Rewa		Satna		Sidhi		Singrauli			
	N	%	N	%	N	%	N	%		
De colmo	51	85.00	60	100.00	49	81.67	60	100.00		
Cimentado	4	6.67	0	0.00	1	1.67	0	0.00		
Folhas de amianto	0	0.00	0	0.00	0	0.00	0	0.00		
G.l. Folhas	5	8.33	0	0.00	10	16.67	0	0.00		

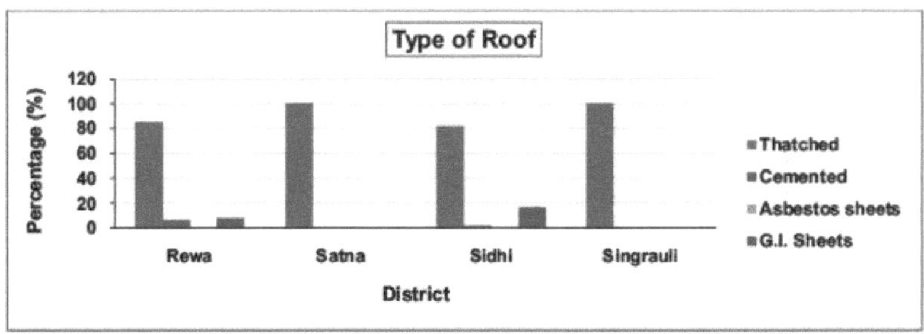

Figura 4.4.5 Tipo de cobertura praticada no estábulo dos animais pelos produtores de leite

4.4.6 Ventilação

Entre os agricultores que forneceram alojamento, a maioria dos inquiridos, cerca de 93,33%, 100,00%, 95,00% e 100,00%, tinha um nível satisfatório de ventilação no estábulo dos animais, enquanto apenas 6,67%, 0,00%, 5,00% e 0,00% dos inquiridos tinham uma boa ventilação nos distritos de Rewa, Satna, Sidhi e Singrauli, respetivamente (Quadro n° 4.4.6 e Figura 4.4.6).

Este facto pode dever-se à sensibilização dos produtores de leite. Os resultados do presente estudo estão de acordo com os resultados de Pawar *et al.* (2006), Bainwad *et al.* (2007) e Vikas *et al.* (2018), que mostraram que a maioria dos inquiridos dispunha de uma boa ventilação nos seus estábulos, seguida de uma ventilação razoável e deficiente. Os resultados são contrários aos do estudo de Ahiwar *et al.* (2009), que referiu que a maioria dos inquiridos proporcionava uma ventilação inadequada nos estábulos.

Quadro n.º 4.4.6 Ventilação dos estábulos dos animais em distritos seleccionados de Madhya Pradesh

Categoria	Rewa		Satna		Sidhi		Singrauli	
	N	%	N	%	N	%	N	%
Bom	4	6.67	0	0.00	3	5.00	0	0.00
Satisfatório	56	93.33	60	100.00	57	95.00	60	100.00
Pobres	0	0.00	0	0.00	0	0.00	0	0.00

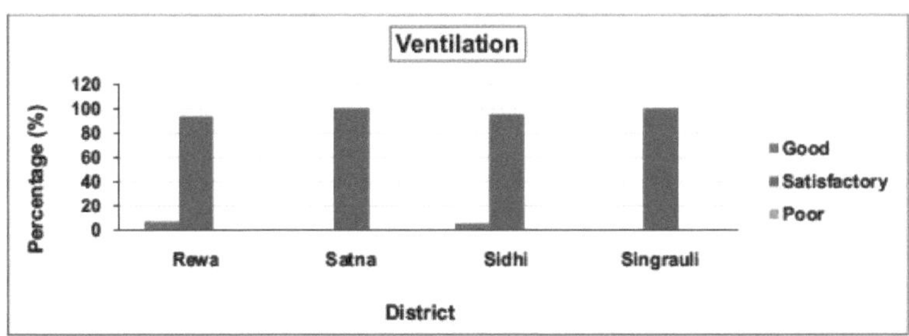

Figura 4.4.6 Sistema de ventilação adotado no estábulo dos animais pelos produtores de leite 4.4.7 Drenagem

Observou-se que a maioria dos inquiridos, cerca de 93,33%, 100,00%, 78,33% e

100,00%, tinha um nível satisfatório de drenagem no estábulo dos animais, enquanto 6,67%, 0,00%, 21,67% e 0,00% dos inquiridos tinham um nível razoável de drenagem nos distritos de Rewa, Satna, Sidhi e Singrauli, respetivamente (Quadro nº 4.4.7 e Figura 4.4.7).

A drenagem no galpão dos animais permite a passagem fácil da urina e evita a humidade da casa, o que é bom para a saúde dos animais. Enquanto que, no galpão dos animais que não tinha drenagem, a urina ficava encharcada no chão de terra do galpão dos animais. Isto causa humidade e condições insalubres devido à falta de drenagem e absorção da urina. A reprodução de carraças foi encontrada em maior número no chão de tal situação. Para evitar esta situação, alguns agricultores praticam a mudança frequente da cama do solo ou da posição dos animais.

Os resultados estavam de acordo com Kishore *et al.* (2013) e Kumar *et al.* (2017), que observaram que uma elevada proporção de inquiridos dispunha de um dreno de púcara no pavilhão para animais. Isso mostrou a conscientização dos proprietários de animais em relação aos benefícios do dreno de pucca no galpão de animais. O resultado do presente estudo foi contrário ao de Atakare *et al.* (2016) e Patel *et al.* (2019), que revelaram que apenas alguns por cento dos inquiridos dispunham de uma instalação de drenagem de pucca no pavilhão dos búfalos, enquanto a maioria não dispunha de qualquer instalação de drenagem e a urina ficava encharcada no chão de terra do pavilhão dos animais.

Quadro n.o 4.4.7 Sistema de drenagem no estábulo dos animais em distritos seleccionados de Madhya Pradesh

Categoria	Rewa		Satna		Sidhi		Singrauli	
	N	%	N	%	N	%	N	%
Bom	0	0.00	0	0.00	0	0.00	0	0.00
Satisfatório	56	93.33	60	100.00	47	78.33	60	100.00
Justo	4	6.67	0	0.00	13	21.67	0	0.00
Pobres	0	0.00	0	0.00	0	0.00	0	0.00

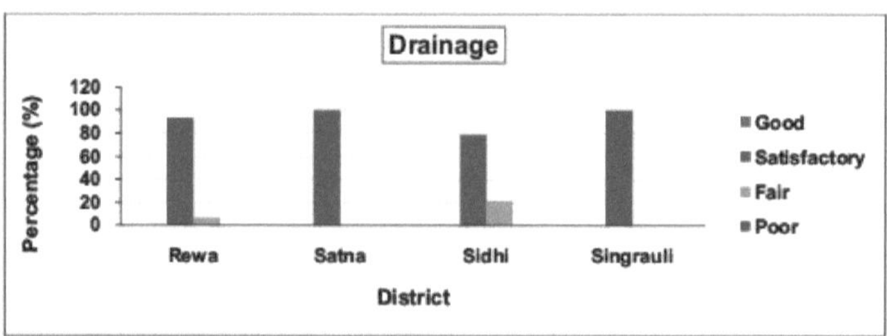

Figura 4.4.7 Sistema de drenagem adotado no estábulo dos animais pelos produtores de leite

4.4.8 Limpeza do pavilhão por dia

Os presentes resultados revelaram que a maioria dos inquiridos, cerca de 63,33%, 100,00%, 81,67% e 100,00%, limpava o seu barracão sempre que necessário no barracão dos animais, enquanto 21,67%, 6,67%, 30,00% e 5.00% dos inquiridos limpavam o seu barracão uma vez por dia e apenas 18,33%, 0,00%, 0,00% e 0,00% dos inquiridos limpavam o seu barracão duas vezes por dia nos distritos de Rewa,

Satna, Sidhi e Singrauli, respetivamente (Quadro n° 4.4.8 e Figura 4.4.8).

Kishore *et al.* (2013) observaram que a maioria dos agricultores limpava o seu pavilhão ocasionalmente e apenas uma pequena percentagem de agricultores limpava o seu pavilhão uma vez por ano. Gaikwad *et al.* (2019) observaram que a maioria dos inquiridos lavava os seus animais diariamente, seguido de semanalmente, quinzenalmente e muito menos por cento em intervalos mensais. No entanto, não havia uma regularidade adequada na execução desta tarefa, quer fosse diária, semanal, quinzenal ou mensal. Gaikwad *et al.* (2019) também notaram que a limpeza do barracão era praticada pela maioria dos trabalhadores marginais, pequenos, grandes e sem terra. Pelo contrário, apenas uma percentagem menor de trabalhadores marginais, pequenos, grandes e sem terra não a praticava. É um por cento dos inquiridos que limpa as mãos antes da ordenha. Também todos os agricultores e trabalhadores sem terra praticavam a lavagem do úbere antes da ordenha.

Quadro n.º 4.4.8 Limpeza diária do pavilhão dos animals em explorações leiteiras de distritos seleccionados de Madhya Pradesh

Categoria	Rewa		Satna		Sidhi		Singrauli		
	N	%	N	%	N	%	N	%	
Uma vez	11	18.33	0	0.00	11	18.33	0	0.00	
Duas vezes	11	18.33	0	0.00	0	0.00	0	0.00	
Sempre que necessário	38	63.33	60	100.00	49	81.67	60	100.00	

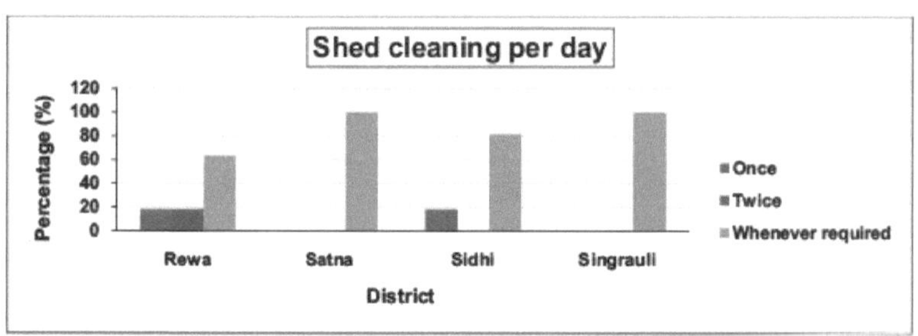

Figura 4.4.8 Limpeza do pavilhão dos animais por dia pelos produtores de leite

4.4.9 Fornecimento de sombra de árvores

O presente inquérito mostrou que a maioria dos estábulos dispunha de sombra de árvores (60,00%, 83,33%, 60,00% e 66,67%), enquanto 40,00%, 16,67%, 40,00% e 16,67% dos estábulos não dispunham de sombra de árvores nos distritos de Rewa, Satna, Sidhi e Singrauli, respetivamente (Quadro n.º 4.4.9 e Figura 4.4.9).

Isto pode ser atribuído ao facto de que o alojamento ao lado da casa dos agricultores e à sombra de uma árvore reduziria o custo de construção. Vranda *et al.* (2017) revelaram que a maioria dos agricultores alojava os seus búfalos ao lado da casa, ao passo que uma proporção muito pequena de agricultores tinha um abrigo separado para os animais e à sombra de uma árvore.

Quadro n.º 4.4.9 Fornecimento de sombra de árvores à exploração animal em distritos seleccionados de Madhya Pradesh

Categoria	Rewa		Satna		Sidhi		Singrauli			
	N	%	N	%	N	%	N	%		
SIM	36	60.00	50	83.33	36	60.00	40	66.67		
NÃO	24	40.00	10	16.67	24	40.00	20	33.33		

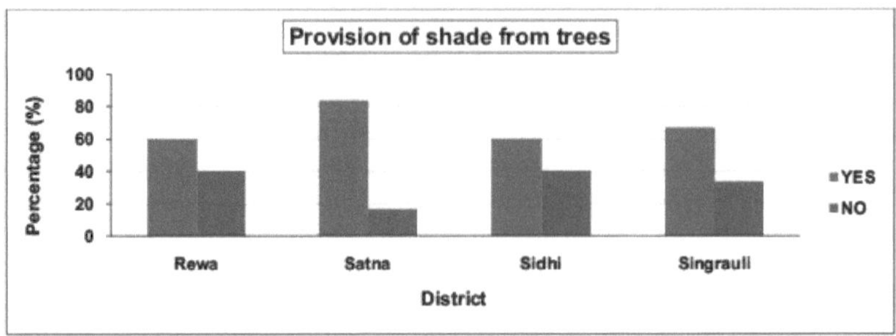

Figura 4.4.9 Fornecimento de sombra de árvores no estábulo dos animais pelos produtores de leite

4.4.10 Dimensão da manjedoura

A presente investigação mostrou que a maioria dos animais, cerca de 93,33%, 80,00%, 78,33% e 70,00%, avaliou a sua alimentação em manjedouras de tamanho adequado, enquanto apenas 6,67%, 20,00%, 21,67% e 30,00% avaliaram a alimentação em manjedouras de tamanho inadequado nos distritos de Rewa, Satna, Sidhi e Singrauli, respetivamente (Tabela No 4.4.10 e Figura 4.4.10). Os resultados estavam de acordo com Mishra *et al.* (2018), que relataram que a maioria dos animais avalia sua alimentação em manjedouras de tamanho adequado, enquanto uma porcentagem menor foi avaliada em manjedouras de tamanho inadequado.

Quadro n.º 4.4.10 Tamanho da manjedoura no estábulo dos animais dos distritos seleccionados de Madhya Pradesh

Categoria	Rewa		Satna		Sidhi		Singrauli	
	N	%	N	%	N			
Adequado	56	93.33	48	80.00	47			
Inadequado	4	6.67	12	20.00	13	21.67 18 30.00		

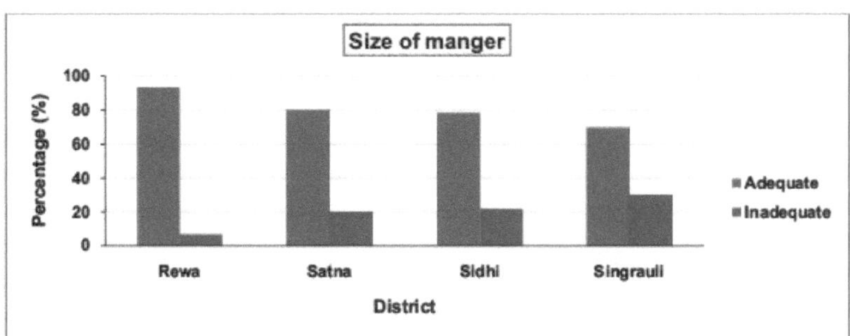

Figura 4.4.10 Tamanho da manjedoura praticada no estábulo dos animais pelos produtores de leite

4.4.11 Bebedouro

Verificou-se que a maioria dos inquiridos, cerca de 76,6%, 80,00%, 68,33% e 76,67%, dava de beber aos búfalos através de um bebedouro no estábulo dos animais, enquanto que 23,33%, 20,00%, 31,67% e 23,33% dos inquiridos não tinham bebedouro em Rewa, Satna, Sidhi e Singrauli, respetivamente (Quadro 4.4.11 e Figura 4.4.11).

É uma boa prática fornecer água manualmente aos animais para a prevenção de doenças de origem hídrica. A probabilidade de ocorrência de doenças de origem hídrica é maior no bebedouro comunitário. Os resultados estavam de acordo com Vikas *et al.* (2018), que descobriram que a maioria dos inquiridos tem bebedouro no estábulo dos animais. O resultado do presente estudo foi contrário ao de Patel *et al.* (2019), que concluíram que a maioria dos inquiridos dava de beber aos búfalos manualmente (com balde) e apenas um número menor de inquiridos seguia o bebedouro comunitário.

Quadro n.º 4.4.11 Bebedouro no estábulo dos animais em distritos seleccionados de Madhya Pradesh

Categoria	Rewa		Satna		Sidhi		Singrauli	
	N	%	N	%	N	%	N	%
Sim	46	76.67	48	80.00	41	68.33	46	76.67
Não	14	23.33	12	20.00	19	31.67	14	23.33

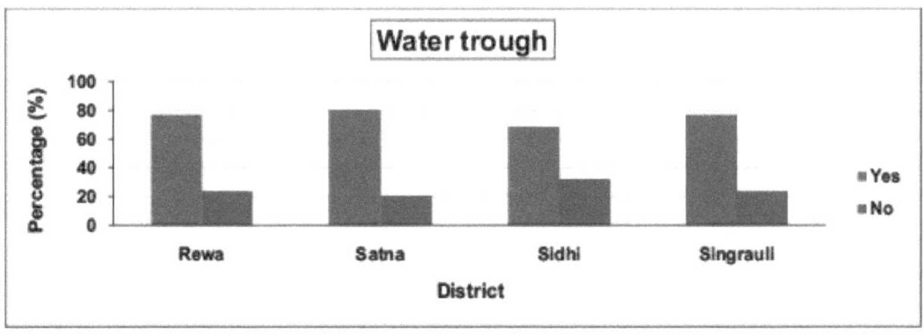

Figura 4.4.11 Bebedouro praticado no estábulo dos animais pelos produtores de leite

4.4.12 Disponibilização de um dispositivo de iluminação

Os presentes resultados revelaram que 75,00%, 0,00%, 66,67% e 0,00% dos inquiridos dispunham de luz no estábulo dos animais, ao passo que 25,00%, 100,00%, 33,33% e 100,00% dos inquiridos não dispunham de luz no estábulo dos animais nos distritos de Rewa, Satna, Sidhi e Singrauli, respetivamente (Quadro n° 4.4.12 e Figura 4.4.12).

A luz no galpão de búfalos facilita a vigilância dos búfalos durante a noite, especialmente para búfalos doentes e grávidas. Os presentes resultados estavam de acordo com Gelot (2012), Vranda *et al.* (2017), Pata *et al.* (2018), Vikas *et al.* (2018) e Patel *et al.* (2019), que descobriram que a maioria dos inquiridos providenciou iluminação por lâmpada ou tubo de luz no galpão de búfalos.

Quadro n.º 4.4.12 Disponibilização de instalações de iluminação nos estábulos dos animais em distritos seleccionados de Madhya Pradesh

Categoria	Rewa		Satna		Sidhi		Singrauli		
	N	%	N	%	N	%	N	%	
Sim	45	75.00	0	0.00	40	66.67	0	0.00	
Não	15	25.00	60	100.00	20	33.33	60	100.00	

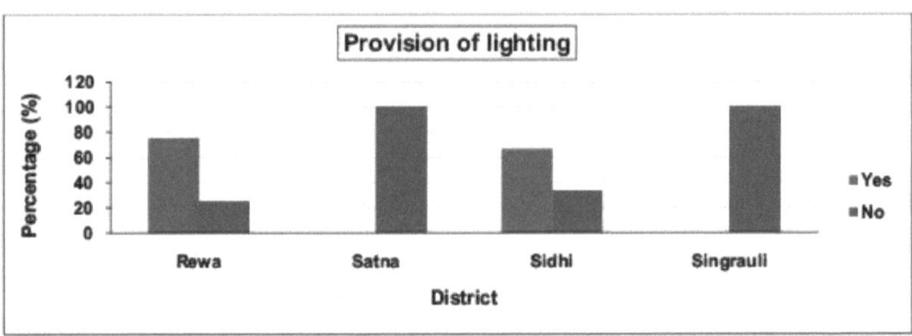

Figura 4.4.12 Facilidade de iluminação disponível no estábulo dos animais pelos produtores de leite

4.5 PRÁTICAS DE CUIDADOS DE SAÚDE

As informações relativas às práticas de cuidados de saúde animal adoptadas pelos proprietários de búfalos nos distritos de Rewa, Satna, Sidhi e Singrauli são apresentadas nos quadros 4.5.1 a 4.5.10 e nas figuras 4.5.1 a 4.5.10. As diferentes práticas de maneio relacionadas com os cuidados de saúde dos búfalos eram semelhantes entre estes distritos.

4.5.1 Instalações veterinárias

Observou-se que a maioria dos inquiridos, cerca de 83,33%, 96,67%, 66,67% e 96,67%, dispunha de instalações veterinárias adequadas, enquanto 16,67%, 3,33%, 33,33% e 3,33% dos inquiridos não dispunham de instalações veterinárias adequadas para os animais nos distritos de Rewa, Satna, Sidhi e Singrauli, respetivamente (Quadro n.º 4.5.1 e Figura 4.5.1).

Os resultados indicaram a boa disseminação das instituições de criação de animais na área de estudo e também a fé dos agricultores nessas instituições para serviços de saúde veterinária. Achados semelhantes foram relatados por Vranda *et al.*

(2017), que revelaram que uma alta porcentagem dos agricultores estava recebendo a facilidade do serviço de saúde animal do departamento de criação de animais. Kour *et al.* (2019) relataram que cerca de 74,17% dos entrevistados às vezes praticavam o tratamento oportuno dos animais doentes por meio de consulta ao médico veterinário e 25,83% sempre o praticavam. Isto deve-se principalmente ao facto de os inquiridos pertencerem principalmente à comunidade tribal, que ainda segue o método tradicional de tratamento dos seus animais.

Quadro n.º 4.5.1 Instalações veterinárias para animais leiteiros nos distritos seleccionados de Madhya Pradesh

Categoria	Rewa		Satna		Sidhi		Singrauli			
	N	%	N	%	N	%	N	%		
Sim	50	83.33	58	96.67	40	66.67	58	96.67		
Não	10	16.67	2	3.33	20	33.33	2	3.33		

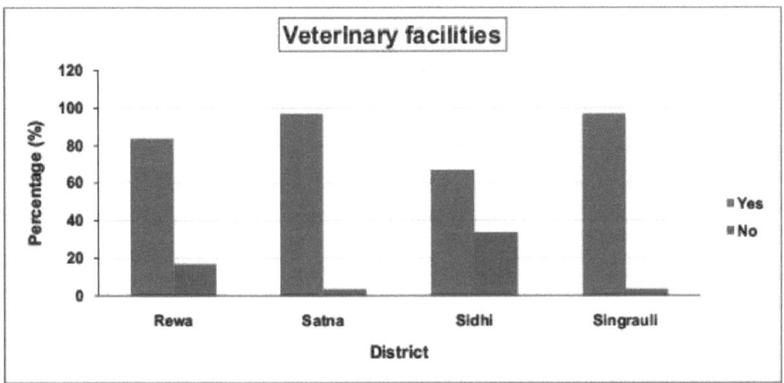

Figura 4.5.1 Disponibilidade de instalações veterinárias para a criação de gado leiteiro

4.5.2 Vacinação dos animais

Os presentes resultados revelaram que a maioria dos inquiridos, cerca de 70,00%, 83,33%, 81,67% e 80,00%, vacinava regularmente os búfalos, enquanto 30,00%, 16,67%, 18,33% e 20,00% dos inquiridos não seguiam a vacinação adequada nos distritos de Rewa, Satna, Sidhi e Singrauli, respetivamente (Quadro n.º 4.5.2 e Figura 4.5.2).

Estes resultados indicam que os agricultores estão sensibilizados para a importância da vacinação regular dos búfalos. No entanto, uma percentagem menor dos inquiridos não vacinou os seus animais simplesmente por ignorância. Resultados semelhantes foram registados por Kalyankar *et al.* (2008), Sabapara *et al.* (2010), Kumar

(2015), Sarita *et al.* (2017) e Vranda *et al.* (2017), que observaram uma maior percentagem de agricultores que efectuavam vacinação regular nos búfalos.

Quadro n.º 4.5.2 Vacinação dos animais leiteiros em distritos seleccionados de Madhya Pradesh

Categoria	Rewa		Satna		Sidhi		Singrauli			
	N	%	N	%	N	%	N	%		
Sim	42	70.00	50	83.33	49	81.67	48	80.00		
Não	18	30.00	10	16.67	11	18.33	12	20.00		

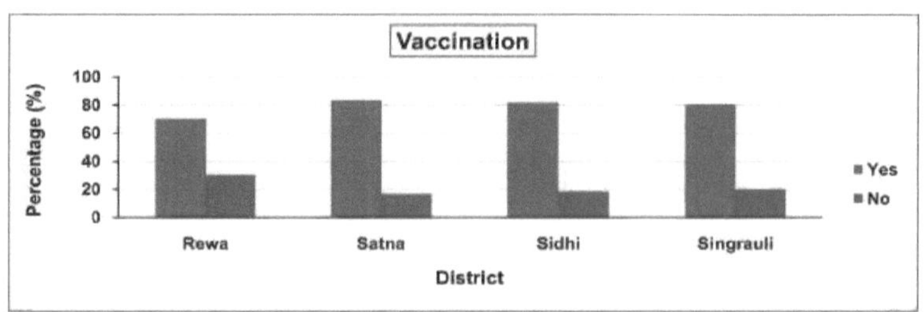

Figura 4.5.2 Facilidade de vacinação dos animais na criação de gado leiteiro

4.5.3 Calendário de vacinação

A leitura dos resultados revelou que a maioria dos inquiridos, cerca de 30,00%, 21,66%, 28,33% e 23,33%, vacinou os seus búfalos contra a febre aftosa, enquanto 16,67%, 18,33%, 20,00% e 25.00% vacinaram contra a septicemia hemorrágica (SH) e 10,00%, 18,33%, 16,66% e 16,66% vacinaram contra a doença do quarto negro (BQ) nos distritos de Rewa, Satna, Sidhi e Singrauli, respetivamente (quadro n.º 4.5.3 e figura 4.5.3).

Isto sugere um nível bastante elevado de sensibilização dos agricultores para a proteção dos animais através da vacinação. A percentagem mais elevada de animais vacinados pode dever-se ao facto de a vacinação não ter custos na região. Esses resultados estavam de acordo com os relatados anteriormente por Singh (2018) e Sinha *et al.* (2010), que revelaram que a maioria dos entrevistados vacinou seus animais contra febre aftosa, BQ e HS. Ahirwar *et al.* (2010), que relataram que a maioria vacinava contra a febre aftosa, seguida da febre catarral e da febre catarral.

Quadro n.o 4.5.3 Programa de vacinação para os animais leiteiros de distritos seleccionados de Madhya Pradesh

Categoria	Rewa		Satna		Sidhi		Singrauli	
	N	%	N	%	N	%	N	%
BQ	6	10.00	11	18.33	10	16.66	10	16.66
HS	10	16.67	11	18.33	12	20.00	15	25.00
FEBRE AFTOSA	18	30.00	13	21.66	17	28.33	14	23.33
BQ+HS	7	11.66	9	15.00	6	10.00	8	13.33
BQ+FMD	8	13.33	7	11.66	7	11.66	4	6.66
HS+FMD	6	10.00	5	8.33	4	6.66	6	10.00
BQ+HS+FMD	5	8.33	4	6.66	4	6.66	3	5.00

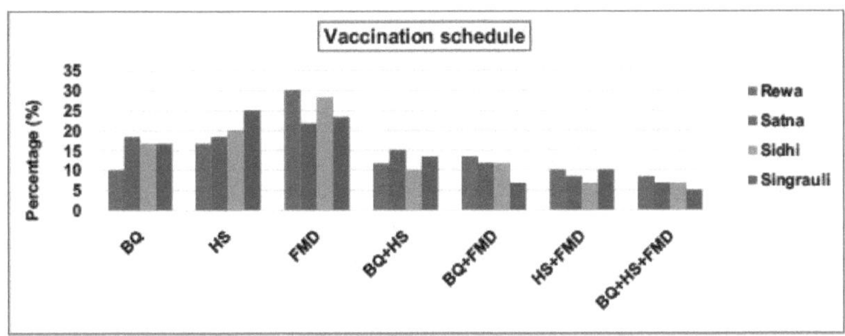

Figura 4.5.3 Calendário de vacinação seguido para os animais nas explorações leiteiras

4.5.4 Segregação de animais doentes que sofrem de doenças contagiosas

O isolamento/segregação de animais doentes/doentes não foi adotado pela maioria dos produtores de leite (98,33%, 91,67%, 90,00% e 96,67%), ao passo que apenas 1,67%, 8,33%, 10,00% e 3,33% dos produtores de leite adoptaram a segregação dos animais doentes dos saudáveis nos distritos de Rewa, Satna, Sidhi e Singrauli, respetivamente (Quadro 4.5.4 e Figura 4.5.4).

A razão para esta conclusão pode ser a falta de conhecimentos, bem como a indisponibilidade de um espaço separado. Estes resultados estão de acordo com os relatados anteriormente por Meena *et al.* (2008), Kumar *et al.* (2011), Sunil *et al.* (2011) e Sarita (2017), Vranda *et al.* (2017), que referiram que a maioria dos agricultores não isolava os animais infectados por doenças contagiosas dos animais saudáveis. Yadav *et al.* (2009) referiram que muitos dos agricultores não praticam quaisquer medidas de precaução relativamente a búfalos doentes/doentes. Ao contrário das conclusões de Rathore e Kachwaha (2009), Rangamma *et al.* (2016) referiram que a maioria dos inquiridos isolava os seus búfalos doentes dos animais saudáveis.

Quadro n.o 4.5.4 Segregação dos animais doentes que sofrem de doença contagiosa dos animais saudáveis em distritos seleccionados de Madhya Pradesh

Categoria	Rewa		Satna		Sidhi		Singrauli	
	N	%	N	%	N	%	N	%
Amarrado	1	1.67	5	8.33	6	10.0	2	3.33
Mantidos em rebanho	59	98.33	55	91.67	54	90.0	58	96.67

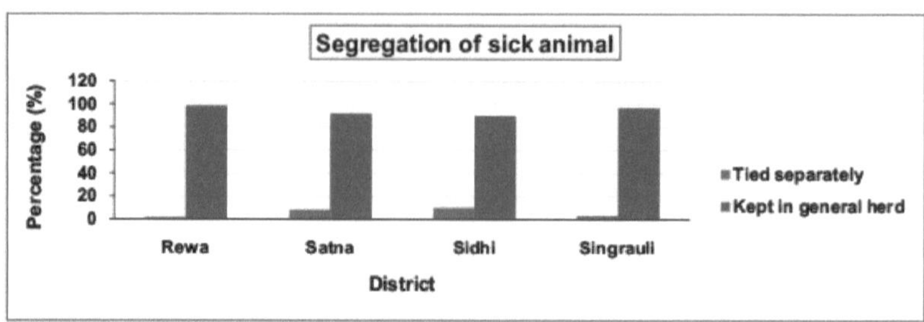

Figura 4.5.4 Segregação de animais doentes adoptada pelo inquirido na criação de gado leiteiro

4.5.5 Tratamento de animais doentes

O presente estudo revelou que a percentagem mais elevada, cerca de 83,33%, 100,00%, 65,00% e 100,00% dos agricultores, tinha recebido o serviço de um veterinário (serviço de cuidados de saúde animal) do departamento de criação de animais. Considerando que, 11,67%, 0,00%, 15,00% e 0,00% dos agricultores estavam a receber a facilidade de Pessoal Local e 5,00%, 0,00%, 20,00% e 0,00% dos agricultores estavam a receber a facilidade de para-veterinário (Tabela No 4.5.5 e Figura 4.5.5).

Os resultados indicaram a boa disseminação das instituições de criação de animais na área de estudo e também a confiança dos agricultores nessas instituições para serviços de saúde veterinária. Estas observações foram, na sua maioria, semelhantes às conclusões de Sinha *et al.* (2010), Rangamma *et al.* (2016) e Vranda *et al.* (2017), que revelaram que a maioria dos agricultores dispunha de instalações de cuidados de saúde animal e recorria a serviços de cuidados de saúde animal prestados por médicos veterinários. Ao passo que, contrariamente às conclusões de Sabapara *et al.* (2012), que revelaram que a maioria dos inquiridos referiu a não disponibilidade de serviços veterinários regulares para tratar os seus animais doentes. Singh (2018) referiu que a maioria dos animais doentes são tratados com a ajuda de inspectores de gado, seguidos por trabalhadores da AI, oficiais veterinários e muito poucos por cento dos inquiridos praticavam conhecimentos tradicionais para tratar a doença dos animais.

Quadro n.º 4.5.5 Tratamento dos animais doentes nas explorações leiteiras de distritos seleccionados de Madhya Pradesh

Categoria	Rewa		Satna		Sidhi		Singrauli			
	N	%	N	%	N	%	N	%		
Veterinário	50	83.33	60	100.00	39	65.0	60	100.0		
Pessoal local	7	11.67	0	0.00	9	15.0	0	0.00		
Outra especificação	3	5.00	0	0.00	12	20.0	0	0.00		

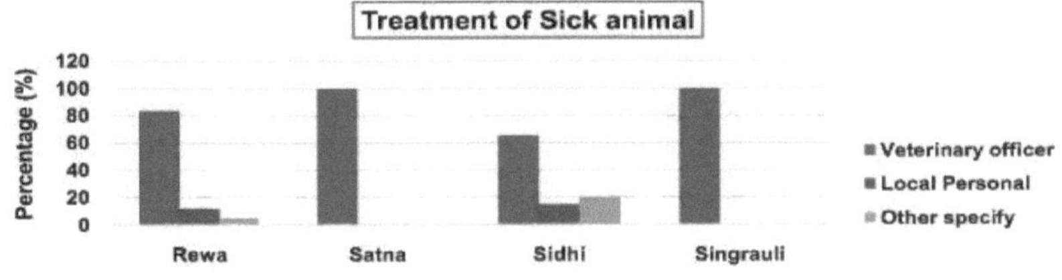

Figura 4.5.5 Tratamento de animais doentes adotado pelo inquirido na criação de gado leiteiro

4.5.6 Desparasitação dos vitelos

No presente estudo, a maioria dos inquiridos, cerca de 96,67%, 56,67%, 85,00% e 43,33%, não praticou a desparasitação dos vitelos, enquanto que 3,33%, 43,33%, 15,00% e 56,67% dos inquiridos praticaram a desparasitação nos distritos de Rewa, Satna, Sidhi e Singrauli, respetivamente (Quadro n.º 4.5.6 e Figura 4.5.6).

O que se deveu à ignorância e à falta de conhecimento sobre os efeitos nocivos dos endoparasitas. Khadda *et al,* (2017) observaram que muito poucos (36,25%) inquiridos praticavam a desparasitação dos seus vitelos em intervalos regulares, enquanto 56,67% dos inquiridos praticavam a desparasitação dos vitelos ocasionalmente. Viswkarma *et al.* (2019) também observaram que muito poucos (10%) inquiridos praticavam a desparasitação dos seus vitelos em intervalos regulares. **Tabela No 4.5.6 Desparasitação dos bezerros leiteiros dos distritos seleccionados de Madhya Pradesh**

Categoria	Rewa		Satna		Sidhi		Singrauli	
	N	%	N	%	N	%	N	%
Sim	2	3.33	26	43.33	9	15.00	34	56.67
Não	58	96.67	34	56.67	51	85.00	26	43.33

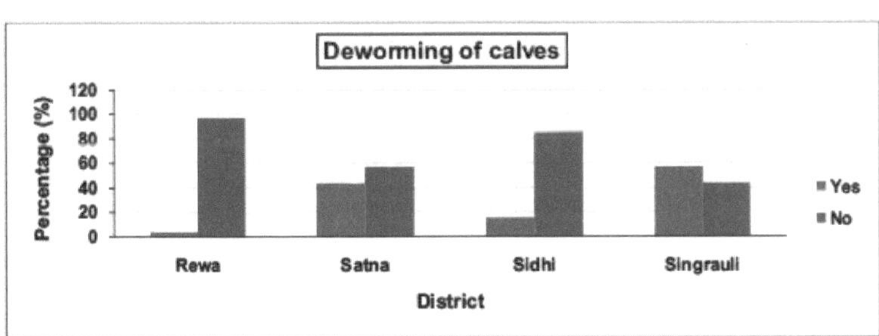

Figura 4.5.6 Desparasitação de vitelos leiteiros seguida pelo inquirido na criação de gado leiteiro 4.5.7 Aplicação de pesticidas para precaução contra carraças e ácaros

Também se observou que a maioria dos inquiridos, 58,33%, 100,00%, 60,00% e 100,00%, aplicava pesticidas para controlar os ectoparasitas (carraças e ácaros) nos estábulos, ao passo que 41,67%, 0,00%, 40,00% e 0,00% dos inquiridos não faziam nada para controlar os ectoparasitas nos distritos de Rewa, Satna, Sidhi e Singrauli, respetivamente (Quadro n.º 4.5.7 e Figura 4.5.7).

No presente estudo, a maioria dos agricultores estava consciente dos efeitos nocivos dos ectoparasitas, que causam uma redução da produção e do desempenho dos animais através da transmissão de doenças transmitidas por artrópodes como a tripanossomíase, a babesiose e a teileriose. Estes resultados são comparáveis aos de Sinha *et al.* (2010) e Sunil *et al.* (2011), que referem que uma percentagem elevada de agricultores adoptava medidas de controlo dos ectoparasitas. Ao contrário das conclusões de Singh (2018), Yadav *et al.* (2009), Khadda *et al.* (2017) e Rangamma *et al.* (2016), que revelaram que a maioria dos inquiridos não fez nada para controlar os ectoparasitas no biotério. Sarita *et al.* (2017) também observaram que todos os inquiridos estavam a adotar medidas de controlo de ectoparasitas, mas o seu método de controlo era diferente. A maioria dos inquiridos adoptava medidas manuais e insecticidas e uma pequena parte removia os ectoparasitas manualmente e com insecticidas.

Quadro n.º 4.5.7 Ectoparasiticidas dos animais leiteiros dos distritos seleccionados de Madhya Pradesh

Categoria	Rewa		Satna		Sidhi		Singrauli			
	N	%	N	%	N	%	N	%		
Sim	35	58.33	60	100.0	36	60.00	60	100.0		
Não	25	41.67	0	0.00	24	40.00	0	0.00		

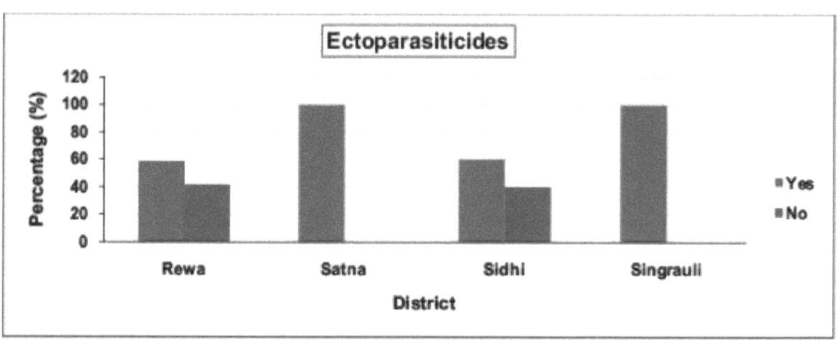

Figura 4.5.7 Aplicação de ectoparasiticidas adoptada pelo inquirido na criação de gado leiteiro

4.5.8 Desinfeção do cordão umbilical

Os presentes resultados revelaram que a maioria 100,0%, 53,33%, 66,67%, e 50,00% dos inquiridos praticavam a desinfeção do cordão umbilical no bezerro após o parto, enquanto que 0,00%, 46,67%, 33,33%, e 50,00% dos inquiridos não faziam nada para a desinfeção do cordão umbilical em Rewa, Satna, Sidhi e Singrauli distrito respetivamente (Tabela No 4.5.8 e Figura 4.5.8).

No que diz respeito à desinfeção do cordão umbilical, este deve ser cortado deixando duas polegadas, o conteúdo deve ser espremido, mergulhado em tintura de iodo e atado com fio limpo para evitar infecções. No presente estudo, a maioria dos agricultores tinha conhecimento da desinfeção do cordão umbilical e dos cuidados a ter com os recém-nascidos, o que ajudou a reduzir a mortalidade dos vitelos. Esses achados são bem comparáveis com os achados de Bilal *et al.* (2019), que relataram que a maioria dos agricultores praticava o corte e a desinfeção do cordão umbilical. Ainda há espaço para melhorias a este respeito, quem não está a praticar os cuidados com o cordão umbilical está a expor os seus vitelos recém-nascidos a doenças. Ao contrário das conclusões de Pawar *et al.* (2006) e Mande e Thombre (2009), Sabapara *et al.* (2010), Kour *et al.* (2019), revelaram que a maioria dos inquiridos não praticava a desinfeção do cordão umbilical e que este era deixado cair naturalmente.

Quadro n.o 4.5.8 Desinfeção do cordão umbilical nos vitelos dos distritos seleccionados de Madhya Pradesh

Categoria	Rewa		Satna		Sidhi		Singrauli			
	N	%	N	%	N	%	N	%		
Sim	60	100.0	32	53.33	40	66.67	30	50.00		
Não	0	0.00	28	46.67	20	33.33	30	50.00		

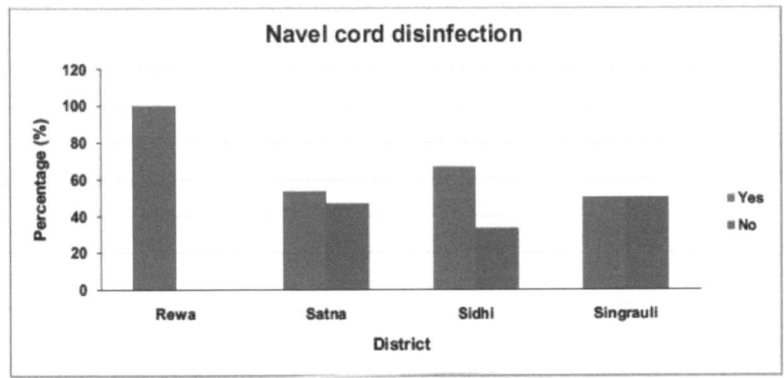

Figura 4.5.8 Desinfeção do cordão umbilical seguida no vitelo pelo inquirido na exploração leiteira

4.5.9 Utilização de vitelos machos

Os presentes resultados revelaram que a maioria 98.33%, 100.00%, 91.67% e 100.00% dos inquiridos vendem os vitelos machos para fins de tração, enquanto que apenas 1.67%, 0.00%, 8.33%, e 0.00% dos inquiridos utilizaram estes vitelos machos para outros fins nos distritos de Rewa, Satna, Sidhi e Singrauli respetivamente (Quadro No 4.5.9 e Figura 4.5.9). **Tabela No 4.5.9 Utilização de bezerros machos na criação de gado leiteiro nos distritos seleccionados de Madhya Pradesh**

Categoria	Rewa		Satna		Sidhi	Singrauli	
	N	%	N	%	N		
Gausala	0	0.00	0	0.00	0		
Projeto de finalidade	59	98.33	60	100.00	55	91.67 60 100.0	
Outros	1	1.67	0	0.00	5	8.33 0 0.00	

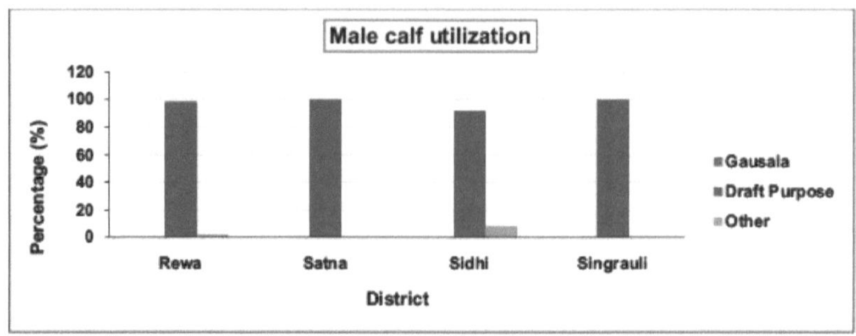

Figura 4.5.9 Utilização de vitelos machos pelo inquirido na produção de leite

4.5.10 Separação das búfalas prenhes da manada

Observou-se também que a maioria dos inquiridos (96,67%, 61,67%, 95,00% e 56,67%) não separava as búfalas prenhes do rebanho, enquanto que apenas 3,33%, 38,33%, 5,00% e 43,33% dos inquiridos praticavam a separação das búfalas prenhes do rebanho nos distritos de Rewa, Satna, Sidhi e Singrauli, respetivamente (Quadro 4.5.10 e Figura 4.5.10).

Quadro n.º 4.5.10 Separação de animais prenhes do rebanho em explorações leiteiras dos distritos seleccionados de Madhya Pradesh

Categoria	Rewa		Satna		Sidhi		Singrauli	
	N	%	N	%	N	%	N	%
Sim	2	3.33	23	38.33	3	5.00	26	43.33
Não	58	96.67	37	61.67	57	95.00	34	56.67

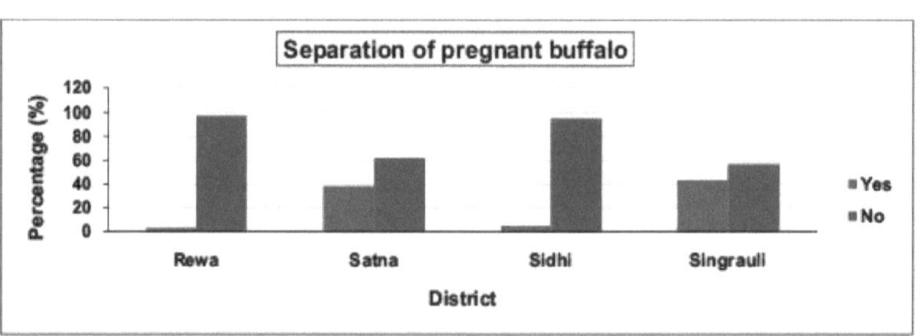

Figura 4.5.10 Separação de animais prenhes do rebanho, por inquirido, em explorações leiteiras

4.6 SAÚDE E ESTADO NUTRICIONAL DURANTE O PERÍODO DE TRANSIÇÃO

4.6.1 Estado nutricional durante o período de transição

4.6.2 Estado de saúde durante o período de transição

4.6.1 ESTADO NUTRICIONAL DURANTE O PERÍODO DE TRANSIÇÃO

A informação relativa ao estado nutricional durante o período de transição optado pelos proprietários de búfalos nos distritos de Rewa, Satna, Sidhi e Singrauli é apresentada no Quadro n.º 4.6.1.1 a 4.6.1.15 e na Figura 4.6.1.1 a 4.6.1.15. As diferentes práticas de gestão nutricional durante o período de transição relacionado com a criação de búfalos foram semelhantes entre estes distritos.

4.6.1.1 Padrão de alimentação

Os resultados revelaram que cerca de 66,67%, 53,33%, 31,67% e 26,67% dos inquiridos alimentavam os seus animais em grupo, enquanto 16,67%, 33,33%, 3,33% e 40,00% dos inquiridos alimentavam os seus animais individualmente e 16.67%, 13,33%, 65,00% e 33,33% dos inquiridos alimentaram os seus animais individualmente e em grupo nos distritos de Rewa, Satna, Sidhi e Singrauli, respetivamente (Quadro n.º 4.6.1.1 e Figura 4.6.1.1).

A predominância da alimentação em grupo em vez da alimentação individual deve-se ao facto de a maioria dos proprietários de búfalas ter menos espaço no estábulo. A alimentação em grupo não é uma boa prática para alimentar os animais leiteiros. Porque os animais devem ser alimentados de acordo com o seu nível de produção e também para evitar que animais dóceis sejam molestados por animais ferozes durante a alimentação. A adoção desta prática de alimentação individual revela a falta de sensibilização dos proprietários de animais leiteiros nas áreas de estudo. Resultados contrários a estas conclusões foram relatados anteriormente por Chowdhry *et al.* (2006), Sabapara *et al.* (2010), Jadav *et al.* (2014) e Dar *et al.* (2017), Kumar *et al.* (2019) que relataram que a maioria dos inquiridos alimentava os seus animais individualmente.

Quadro n.º 4.6.1.1 Padrão alimentar dos animais em distritos seleccionados de Madhya Pradesh na produção leiteira

Categoria	Rewa		Satna		Sidhi		Cantarrauli		
	N	%	N	%	N	%	N	%	
Individualmente	10	16.67	20	33.33	2	3.33	24	40.00	
Em grupo	40	66.67	32	53.33	19	31.67	16	26.67	
Ambos	10	16.67	8	13.33	39	65.00	20	33.33	

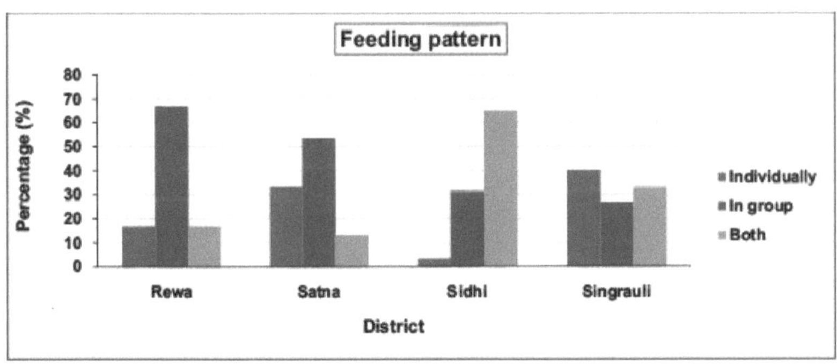

Figura 4.6.1.1 Padrão alimentar adotado pelo inquirido na produção de leite

4.6.1.2 Fonte de forragem verde

Observou-se que a maioria dos inquiridos, cerca de 71,67%, 95,00%, 66,67% e 96,67%, alimentava os seus animais com forragens verdes cultivadas em casa, enquanto 3,33%, 5,00%, 18,33% e 3,33% dos inquiridos alimentavam os seus animais com forragens verdes compradas e 25.00%, 0,00%, 15,00% e 0,00% dos inquiridos alimentaram os seus animais com forragens cultivadas em casa e compradas nos distritos de Rewa, Satna, Sidhi e Singrauli, respetivamente (Quadro nº 4.6.1.2 e Figura 4.6.1.2).

Estes resultados estão de acordo com os resultados de Rangamma *et al.* (2013), Rathore *et al.* (2010), Sabapara *et al.* (2010), Aulakh *et al.* (2011), Akila & Senthilvel (2012) e Manohar *et al.* (2014) e Kumar *et al.* (2019), que relataram que a maioria dos inquiridos cultivava culturas forrageiras verdes, enquanto uma pequena percentagem dos inquiridos não cultivava culturas forrageiras verdes.

Estes resultados são contrários aos resultados de Rathore e Kachwaha (2009) e Sabapara *et al.* (2016), que referiram que a maioria dos inquiridos não cultivava culturas forrageiras verdes, enquanto uma pequena percentagem dos inquiridos cultivava culturas forrageiras verdes.

Quadro n.º 4.6.1.2 Fonte de forragem verde para animais em distritos seleccionados de Madhya Pradesh na produção leiteira

Categoria	Rewa		Satna		Sidhi		Singrauli	
	N	%	N	%	N	%	N	%
Comprado	2	3.33	3	5.00	11	18.33	2	3.33
Cultivo doméstico	43	71.67	57	95.00	40	66.67	58	96.67
Ambos	15	25.00	0	0.00	9	15.00	0	0.00

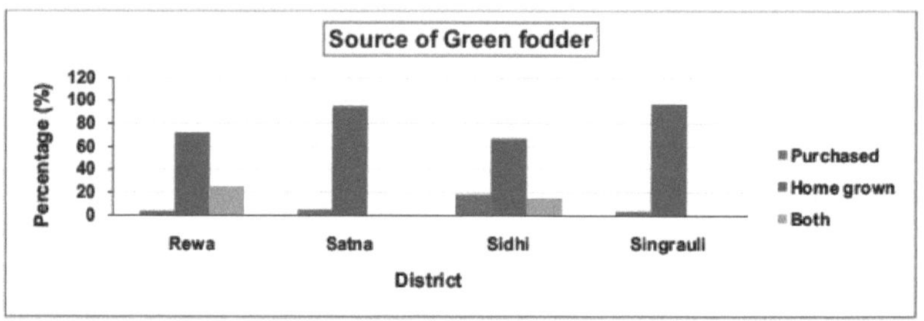

Figura 4.6.1.2 Fonte de forragem verde praticada pelo inquirido na criação de gado leiteiro

4.6.1.3 Fonte de forragens secas

Os presentes resultados revelaram que cerca de 10,00%, 5,00%, 18,33% e 13,33% dos inquiridos alimentaram os seus animais com forragens secas compradas, enquanto 18,33%, 45,00%, 15,00% e 35,00% dos inquiridos alimentaram os seus animais com forragens secas cultivadas em casa e a maioria, cerca de 71.67%, 50,00%, 66,67% e 51,67% dos inquiridos alimentaram os seus animais com forragens secas compradas e cultivadas em casa nos distritos de Rewa, Satna, Sidhi e Singrauli, respetivamente (Quadro n.º 4.6.1.3 e Figura 4.6.1.3).

Estes resultados estão de acordo com os resultados de Dar *et al.* (2017) que relataram que a maioria dos inquiridos alimentava os seus animais com alimentos comprados e cultivados em casa. Pata *et al.* (2018) relataram que a maioria dos entrevistados ofereceu gotar de amendoim como forragem seca, seguido de palha de sorgo como forragem seca para seus búfalos. Kumar *et al.* (2017) referiram que a maioria dos agregados familiares alimentava os seus búfalos com palha de trigo e os restantes utilizavam palha de trigo e/ou palha de arroz como única forragem grosseira para os seus búfalos.

Quadro n.º 4.6.1.3 Fonte de forragem seca para os animais em distritos seleccionados de Madhya Pradesh na produção leiteira

Categoria	Rewa		Satna		Sidhi		Singrauli	
	N	%	N	%	N	%	N	%
Comprado	6	10.00	3	5.00	11	18.33	8	13.33
Cultivo doméstico	11	18.33	27	45.00	9	15.00	21	35.00
Ambos	43	71.67	30	50.00	40	66.67	31	51.67

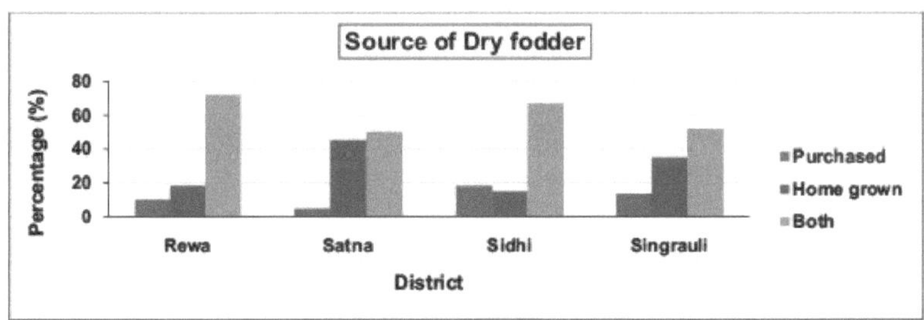

Figura 4.6.1.3 Fonte de forragem seca praticada pelo inquirido na produção de leite

4.6.1.4 Fornecimento de forragens

Observou-se que a maioria dos inquiridos, cerca de 91,67%, 93,33%, 81,67% e 86,67%, dispunha de uma oferta adequada de forragem, enquanto apenas 8,33%, 6,67%, 18,33% e 13,33% dos inquiridos dispunham de uma oferta inadequada de forragem nos distritos de Rewa, Satna, Sidhi e Singrauli, respetivamente (Quadro n.º 4.6.1.4 e Figura 4.6.1.4).

Essas descobertas estão de acordo com os resultados de Dar *et al.* (2017), que relataram que a regularidade da prática de alimentação foi mantida pela maioria (89,75%) dos agricultores. Atkare *et al.* (2016) relataram a adoção de recomendações científicas na alimentação de búfalos leiteiros por vários tamanhos de proprietários de búfalos em Gadchiroli tehsil como alimentação de pelo menos 5 kg de forragem verde e alimentação de matéria seca 2,5 a 3 kg / 100 kg de peso corporal.

Quadro n.º 4.6.1.4 Fornecimento de forragens para animais em distritos seleccionados de Madhya Pradesh na produção leiteira

Categoria	Rewa		Satna		Sidhi		Singrauli			
	N	%	N	%	N	%	N	%		
Adequado	55	91.67	56	93.33	49	81.67	52	86.67		
Inadequado	5	8.33	4	6.67	11	18.33	8	13.33		

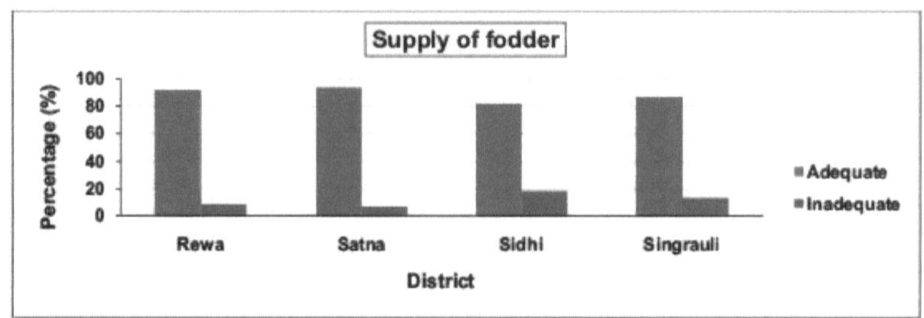

Figura 4.6.1.4 Quantidade de forragem fornecida aos animais na criação de gado leiteiro 4.6.1.5 Desfibramento da forragem

A leitura dos resultados mostrou que a maioria dos inquiridos, cerca de 63,33%, 58,33%, 71,67% e 68,33%, utilizou a forragem depois de triturada para os animais, enquanto apenas 36,67%, 41,67%, 28,33% e 31,67% dos inquiridos utilizaram a forragem sem trituração nos distritos de Rewa, Satna, Sidhi e Singrauli, respetivamente (Quadro n.º 4.6.1.5 e Figura 4.6.1.5).

A maioria dos agricultores estava consciente da importância da utilização de forragens secas e verdes trituradas. Isso pode ser devido à disponibilidade de instalações de manjedoura, conhecimento adequado da utilização eficiente de alimentos e forragens. Resultados semelhantes aos presentes resultados foram relatados anteriormente por Manohar *et al.* (2014), Viswkarma *et al.* (2018) e Kumar *et al.* (2009), que relataram que a maioria dos agricultores ofereceu forragens verdes trituradas e apenas uma pequena percentagem dos agricultores praticou a alimentação de forragens verdes como tal. Estes resultados também estão de acordo com os resultados de Kumar *et al.* (2009), que referiram que a maioria dos agricultores oferecia forragens secas trituradas e apenas uma pequena percentagem dos agricultores praticava a alimentação com forragens secas como tal. No entanto, as presentes conclusões são contrárias aos resultados de Chowdhry *et al.* (2006) e Sabapara *et al.* (2010).

Quadro n.º 4.6.1.5 Utilização de forragens depois de trituradas para animais em distritos seleccionados de Madhya Pradesh na criação de gado leiteiro

Categoria	Rewa		Satna		Sidhi		Singrauli		
	N	%	N	%	N	%	N	%	
Chaffing	38	63.33	35	58.33	43	71.67	41	68.33	
Sem fricção	22	36.67	25	41.67	17	28.33	19	31.67	

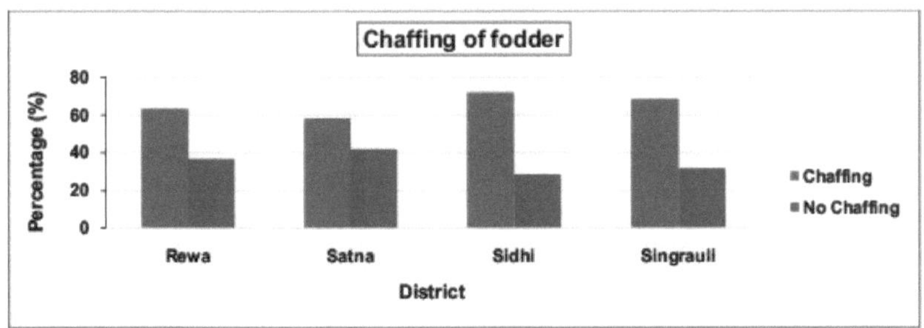

Figura 4.6.1.5 Forragem utilizada após a trituração pelo inquirido na criação de gado leiteiro

4.6.1.6 Tipo de alimentos concentrados para animais

Os presentes resultados mostraram que cerca de 41,67%, 53,33%, 30,00% e 41,67% dos inquiridos alimentavam os seus animais com rações de concentrados do tipo mistura caseira, enquanto 40,00%, 6,67%, 3,33% e 23,33% dos inquiridos alimentavam os seus animais com rações de concentrados do tipo composto e cerca de 18,33%, 40,00%, 66,67% e 35,00% dos inquiridos alimentavam os seus animais com rações de concentrados do tipo mistura caseira e composto em Rewa, Satna, Sidhi e Singrauli.33%, 40,00%, 66,67% e 35,00% dos inquiridos alimentaram os seus animais com rações de concentrados de tipo caseiro e de tipo composto nos distritos de Rewa, Satna, Sidhi e Singrauli, respetivamente (Quadro nº 4.6.1.6 e Figura 4.6.1.6).

Tal pode dever-se à produção excedentária de cereais e outros concentrados pelos agricultores, que foram desviados para a alimentação dos animais leiteiros, a fim de economizar as despesas de alimentação. As conclusões do estudo estão em consonância com as conclusões de Chowdhry *et al.* (2006) e Sabapara *et al.* (2010), segundo as quais a maioria dos inquiridos alimentava os seus animais com uma mistura de concentrados preparada em casa. No entanto, os resultados são contrários às conclusões de Gupta *et al.* (2008), Rathore *et al.* (2010), Kumar e Mishra (2011) e Kumar *et al.* (2011).

Viswkarma *et al.* (2018) relataram que a maioria (85%) dos entrevistados alimentou seus animais com uma mistura de concentrado preparado em casa, seguido por uma mistura de preparado em casa e pronto (13,33%) e pronto (1,66%). Kumar *et al.* (2019) relataram que a maioria (66,50%) dos inquiridos alimentou os seus animais com ingredientes produzidos em casa juntamente com alimentos compostos para bovinos, seguidos de ingredientes produzidos em casa (28,00%) e apenas ingredientes compostos para bovinos como concentrados (05,50%).

Quadro n.º 4.6.1.6 Tipo de alimentos concentrados para animais em distritos seleccionados de Madhya Pradesh na produção leiteira

Categoria	Rewa		Satna		Sidhi		Singraul		
	N	%	N	%	N	%	N	%	
Mistura caseira	25	41.67	32	53.33	18	30.00	25	41.67	
Alimentos compostos para animais	24	40.00	4	6.67	2	3.33	14	23.33	

| Ambos | 11 | 18.33 | 24 | 40.00 | 40 | 66.67 | 21 | 35.00 | | |

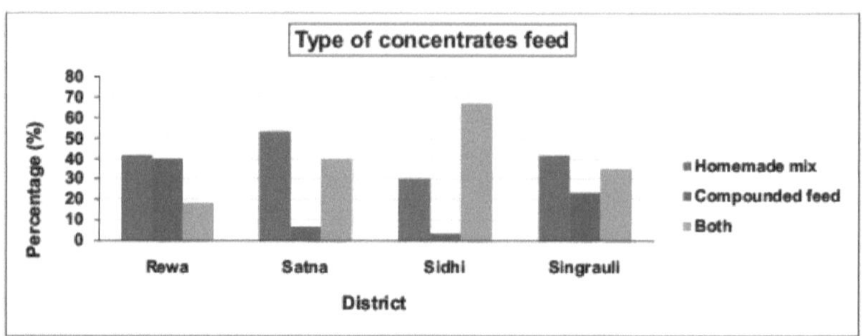

Figura 4.6.1.6 Tipo de alimentos concentrados utilizados pelo inquirido na criação de gado leiteiro

4.6.1.7 Modo de fornecimento de alimentos concentrados

Quanto ao método de fornecimento de alimentos concentrados, a maioria dos inquiridos, cerca de 66,67%, 71,67%, 48,33% e 58,33%, fornece alimentos concentrados juntamente com alimentos grosseiros, enquanto 33,33%, 28,33%, 51,67% e 41,67% dos inquiridos fornecem alimentos concentrados separadamente nos distritos de Rewa, Satna, Sidhi e Singrauli, respetivamente (Quadro n.º 4.6.1.7 e Figura 4.6.1.7).

Divekar e Saiyed (2008) e Kumar *et al.* (2019) referiram que a maioria dos inquiridos alimentava as suas novilhas com concentrados, enquanto uma pequena percentagem dos inquiridos não alimentava as suas novilhas com concentrados. Por outro lado, Rathore *et al.* (2010) e Sheikh *et al.* (2011) referiram que a maioria dos inquiridos não alimentava as suas novilhas com concentrados.

Quadro n.º 4.6.1.7 Modo de fornecimento de alimentos concentrados aos animais em distritos seleccionados de Madhya Pradesh na produção leiteira

Categoria	Rewa		Satna		Sidhi		Sinerauli			
	N	%	N	%	N	%	N	%		
Alimentação com alimentos grosseiros	40	66.67	43	71.67	29	48.33	35	58.33		
Alimentação separada	20	33.33	17	28.33	31	51.67	25	41.67		

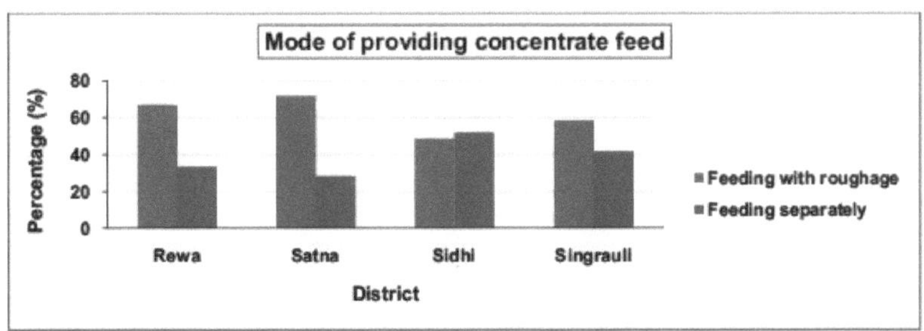

Figura 4.6.1.7 Modo de fornecimento de alimentos concentrados por inquirido em animais leiteiros

4.6.1.8 Quantidade de alimento concentrado (Kg/Dia/Búfalo)

O resultado do presente estudo indicou que a maioria dos 58,33%, 70,00%, 63,33% e 51,66% dos inquiridos alimentavam as búfalas com alimentos concentrados (35-40 kg/dia) antes do parto, enquanto 41,66%, 30,00%, 36.66% e 48,33% dos inquiridos alimentavam os seus animais com ração concentrada (30-40 kg/dia) após o parto nos distritos de Rewa, Satna, Sidhi e Singrauli, respetivamente (Quadro n.º 4.6.1.8 e Figura 4.6.1.8).

Divekar e Saiyed (2008), Rathore *et al.* (2010), Sheikh *et al.* (2011) e Rangamma *et al.* (2013) e Kumar *et al.* (2019) relataram que a maioria dos inquiridos praticava a alimentação com concentrados antes da ordenha, seguida da alimentação após a ordenha e durante a ordenha. Kamboj e Tomar (2000) relataram que os agricultores não estavam alimentando ou alimentando quantidades mínimas de concentrados para suas búfalas. Kishore *et al.* (2013) relataram que a maioria dos agricultores (71,67%) alimentava 1 kg de mistura de concentrado como suplemento alimentar, enquanto 28,33% deles alimentavam 2 kg. Kumar *et al,* (2019) relataram que todos os inquiridos alimentavam os seus animais com concentrados duas vezes por dia.

Quadro n.º 4.6.1.8 Quantidade (kg/búfalo/dia) de alimentos concentrados para animais em distritos seleccionados de Madhya Pradesh na produção leiteira

Categoria	Rewa		Satna		Sidhi		Singrauli			
	N	%	N	%	N	%	N	%		
Antes do parto 35-40 kg	35	58.33	42	70.00	38	63.33	31	51.66		
Após o parto 30-40 kg	25	41.66	18	30.00	22	36.66	29	48.33		

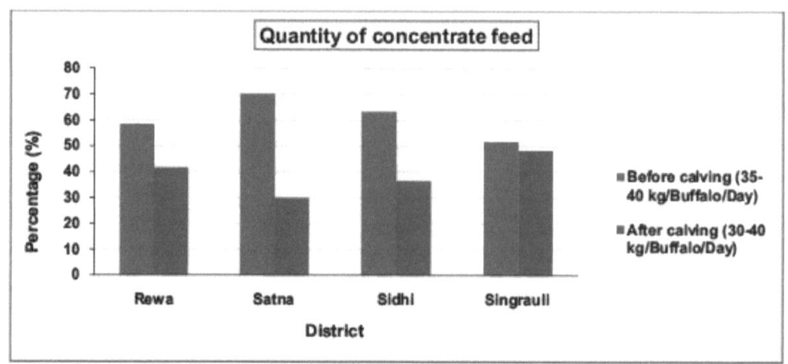

Figura 4.6.1.8 Quantidade de alimentos concentrados fornecidos pelo inquirido aos animais leiteiros

4.6.1.9 Desafio da alimentação

A leitura dos resultados mostrou que a maioria dos inquiridos, cerca de 63,33%, 100,00%, 55,00% e 100,00%, autorizava a alimentação por desafio, enquanto 36,67%, 0,00%, 45,00% e 0,00% dos inquiridos não autorizavam a alimentação por desafio dos seus animais nos distritos de Rewa, Satna, Sidhi e Singrauli, respetivamente (Quadro n° 4.6.1.9 e Figura 4.6.1.9).

Quadro n.º 4.6.1.9 Desafio alimentar para animais em distritos seleccionados de Madhya Pradesh na produção leiteira

Categoria	Rewa		Satna		Sidhi		Singrauli		
	N	%	N	%	N	%	N	%	
Desafio da alimentação	38	63.33	60	100.0	33	55.00	60	100.0	
Alimentação sem desafio	22	36.67	0	0.00	27	45.00	0	0.00	

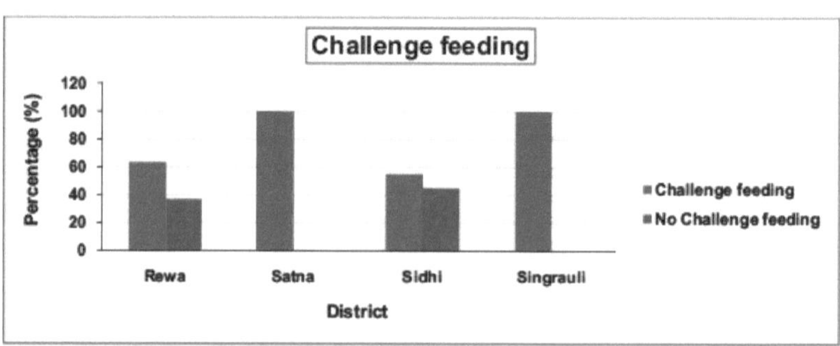

Figura 4.6.1.9 Desafios alimentares adoptados pelo inquirido na produção leiteira

4.6.1.10 Alimentação concentrada com base na norma de alimentação e na quantidade de leite

Os resultados do presente estudo indicaram que a maioria dos inquiridos (53,33%, 100,00%, 83,33% e 100,00%) não seguiu as directrizes relativas à alimentação com ração concentrada, enquanto 46,67%, 0,00%, 16,67% e 0,00% dos inquiridos alimentaram os seus animais de acordo com as directrizes relativas à alimentação com ração concentrada e com ração concentrada, com base na quantidade de leite produzida nos distritos de Rewa, Satna, Sidhi e Singrauli, respetivamente (Quadro n.º 4.6.1.10 e Figura 4.6.1.10).

Estas conclusões estão de acordo com os resultados de Dar *et al.* (2017), que referiram que a maioria dos inquiridos (97,75%) não se alimentava de acordo com o nível de produtividade do animal. Resultados contrários a estas conclusões foram relatados por Malik *et al.* (2005), Divekar e Saiyed (2008), Sheikh *et al.* (2011), Sabapara *et al.* (2016) e Kumar *et al.* (2019), que relataram que a maioria dos inquiridos (87,50%) alimentou os seus animais com concentrados com base na sua produção de leite, seguida de uma taxa fixa e apenas muito poucos por cento dos inquiridos alimentaram os seus animais com concentrados sem critérios. Manohar *et al.* (2014) relataram que a maioria dos inquiridos alimentou 1 kg para 2 litros de leite por dia, seguido de 3-5 kg/dia e 2-3 kg por dia para búfalas em lactação. **Quadro n.º 4.6.1.10 Alimentação concentrada com base na norma de alimentação e na quantidade de leite produzida pelos animais em distritos seleccionados de Madhya Pradesh na produção leiteira**

Categoria	Rewa		Satna		Sidhi		Singrauli			
	N	%	N	%	N	%	N	%		
Norma de alimentação	28	46.67	0	0.00	10	16.67	0	0.00		
Sem norma de alimentação	32	53.33	60	100.0	50	83.33	60	100.0		

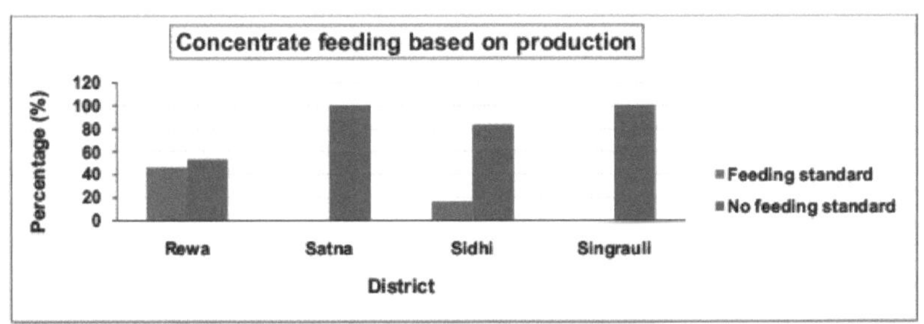

Figura 4.6.1.10 Alimentação concentrada praticada pelos inquiridos com base na produção na exploração leiteira

4.6.1.11 Alimentação de concentrado de novilhas prenhes avançadas

Os presentes resultados revelaram que a maioria dos inquiridos (56,67%, 83,33%, 66,67% e 75,00%) fornece ração concentrada durante o último mês de gestação avançada da novilha, enquanto 38,33%, 16,67%, 16,67% e 25.00% dos inquiridos fornecem alimentos concentrados durante os últimos 15 dias e apenas 5,00%, 0,00%, 16,67% e 0,00% dos inquiridos fornecem alimentos concentrados durante os últimos dois meses nos distritos de Rewa, Satna, Sidhi e Singrauli, respetivamente (Quadro nº 4.6.1.11 e Figura 4.6.1.11).

Esta é uma boa prática adoptada pelos inquiridos porque o desenvolvimento máximo do feto ocorre durante as últimas 6-7 semanas de gravidez. A administração de suplementos adicionais de mistura mineral às fêmeas prenhes indica claramente que os animais produtivos apresentam um melhor desempenho. Isto pode dever-se a um melhor conhecimento científico da alimentação entre os criadores de búfalos, apesar dos elevados custos da ração e das misturas minerais, etc. O sistema digestivo dos animais de alta produção está bem familiarizado com a digestão dos concentrados, o que resulta num aumento do peso corporal e numa melhoria da condição corporal dos animais.

Os resultados são apoiados por Chowdhry *et al.* (2006), Rathore e Kachwaha (2009), Sabapara *et al.* (2016), Kumarand Mishra (2011), Kumar *et al.* (2011), Manohar *et al.* (2014) e Kumar *et al.* (2019), que relataram que a maioria dos inquiridos praticava a alimentação de concentrados às suas novilhas prenhes em estado avançado, enquanto uma pequena percentagem dos inquiridos não seguia esta prática. No entanto, Madke *et al.* (2006), Rangamma *et al.* (2013) e Kishore *et al.* (2013) referiram que uma percentagem muito pequena dos inquiridos fornecia concentrados aos seus animais em estado de gestação avançada. Sabapara *et al.* 2016 e Kumar *et al.* (2019) também descobriram que a maioria dos inquiridos praticava a alimentação com concentrados às suas novilhas em gestação avançada durante os últimos 2 meses de gestação, seguidos pelos inquiridos que praticavam a alimentação com concentrados às suas novilhas em gestação avançada durante o último mês e os últimos 15 dias de gestação, respetivamente.

Quadro n.o 4.6.1.11 Alimentação de concentrado a novilhas prenhes em distritos seleccionados de Madhya Pradesh na produção leiteira

Categoria	Rewa		Satna		Sidhi		Singrauli			
	N	%	N	%	N	%	N	%		
Sem alimentação especial	0	0.00	0	0.00	0	0.00	0	0.00		
Nos últimos 15 dias	23	38.33	10	16.67	10	16.67	15	25.00		
No último mês	34	56.67	50	83.33	40	66.67	45	75.00		
Nos últimos dois meses	3	5.00	0	0.00	10	16.67	0	0.00		

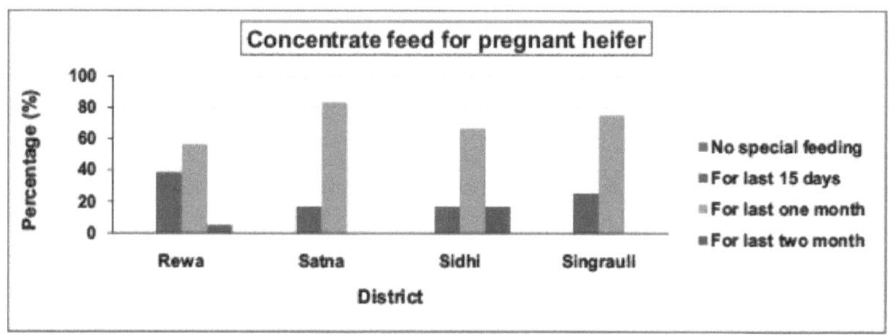

Figura 4.6.1.11 Alimentação concentrada praticada pelo inquirido em explorações leiteiras durante o período de gestação avançada de novilhas

4.6.1.12 Alimentação especial após o parto

O presente estudo mostrou que cerca de 16,67%, 93,33%, 16,67% e 66,67% dos inquiridos praticavam alimentação especial após o parto, enquanto 83,33%, 6,67%, 83,33% e 33,33% dos inquiridos não praticavam qualquer tipo de alimentação especial após o parto nos distritos de Rewa, Satna, Sidhi e Singrauli, respetivamente (Quadro n.º 4.6.1.12 e Figura 4.6.1.12).

A maioria dos inquiridos tinha conhecimentos adequados sobre os cuidados alimentares após o parto. Estes resultados estão de acordo com os resultados de Divekar e Saiyed (2008), Sabapara *et al.* (2010), Kishore *et al.* (2013) e Kumar *et al.*

(2019), que relataram que a maioria dos inquiridos seguiu a alimentação especial após o parto e apenas uma pequena percentagem dos inquiridos não seguiu a prática de alimentação especial após o parto para os seus animais. **Quadro n.º**

4.6.1.12 Alimentação especial dos animais após o parto em distritos seleccionados de Madhya Pradesh na produção leiteira

Categoria	Rewa		Satna		Sidhi		Singrauli			
	N	%	N	%	N	%	N	%		
Alimentação especial	10	16.67	56	93.33	10	16.67	40	66.67		
Sem alimentação especial	50	83.33	4	6.67	50	83.33	20	33.33		

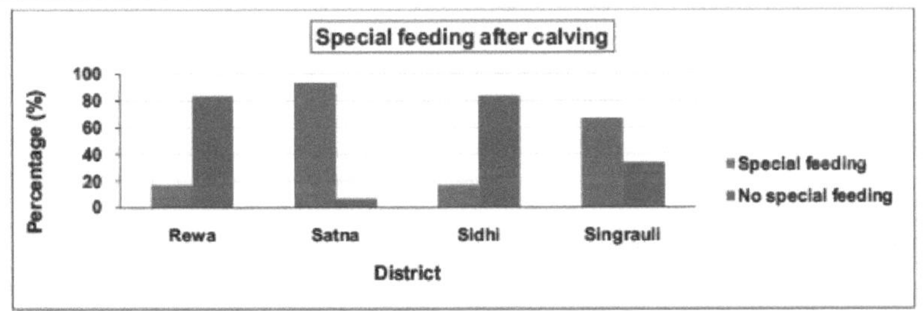

Figura 4.6.1.12 Alimentação especial praticada após o parto pelo inquirido em animais leiteiros

4.6.1.13 Alimentação de sal comum

O resultado do presente estudo indicou que a maioria 50,00%, 93,33%, 80,00% e 73,33% dos inquiridos praticava ocasionalmente a alimentação com sal comum, enquanto 46,67%, 6,67%, 16,67% e 26,67% dos inquiridos não suplementavam sal comum na sua alimentação e apenas alguns 3.33%, 0,00%, 3,33% e 0,00% dos inquiridos suplementaram sal comum por dia na alimentação dos animais nos distritos de Rewa, Satna, Sidhi e Singrauli, respetivamente (Quadro n.º 4.6.1.13 e Figura 4.6.1.13).

Tal pode dever-se ao facto de os produtores de leite não estarem conscientes dos benefícios da alimentação com sal comum. Resultados semelhantes aos presentes foram comunicados anteriormente por Malik *et al.* (2005), Rathore e Kachwaha (2009), Kumar e Mishra (2011) e Kumar *et al.* (2011), que observaram que a maioria dos inquiridos utilizava sal comum como suplemento alimentar. Em contraste com as presentes conclusões de Singh *et al.* (2007), Rathore *et al.* (2010) e Sabapara *et al.* (2010), Sabapara *et al.* (2015), Kumar et al. (2019) que relataram que apenas uma pequena percentagem dos inquiridos fornecia regularmente sal extra aos seus animais leiteiros.

Quadro n.o 4.6.1.13 Alimentação dos animais com sal comum em distritos seleccionados de Madhya Pradesh na produção leiteira

Categoria	Rewa		Satna		Sidhi		Singrauli			
	N	%	N	%	N	%	N	%		
Diário	2	3.33	0	0.00	2	3.33	0	0.00		
Ocasional	30	50.00	56	93.33	48	80.00	44	73.33		
Não suplementar	28	46.67	4	6.67	10	16.67	16	26.67		

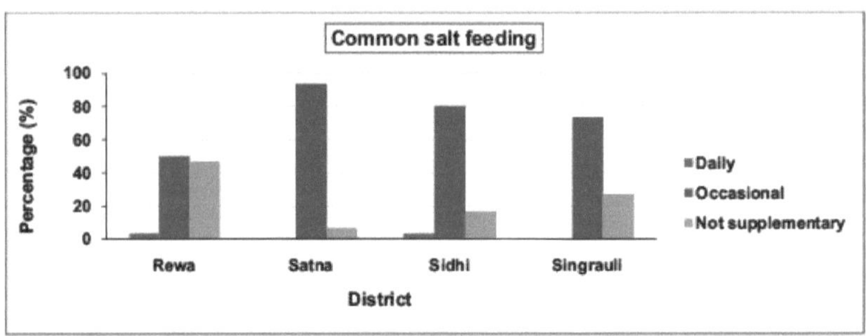

Figura 4.6.1.13 Alimentação comum com sal praticada pelo inquirido em animais leiteiros

4.6.1.14 Alimentação da mistura mineral

O resultado do presente estudo revelou que a maioria 68,33%, 90,00%, 68,33% e 58,33% dos inquiridos praticava ocasionalmente a mistura mineral na alimentação, enquanto 31,67%, 0,00%, 13,33% e 16,67% dos inquiridos não suplementavam a mistura mineral na sua alimentação e 0.00%, 10.00%, 18.33% e 25.00% dos inquiridos suplementaram a mistura mineral por dia na alimentação do animal em Rewa, Satna, Sidhi e Singrauli district respetivamente (Tabela No 4.6.1.14 e Figura 4.6.1.14).

Tal pode dever-se ao facto de os produtores de leite não estarem conscientes dos benefícios da alimentação com mistura mineral e não estarem dispostos a utilizá-la devido ao custo adicional da mistura mineral em que têm de incorrer para a alimentação. Essas descobertas são apoiadas por Chowdhry *et al.* (2006), Rathore e Kachwaha (2009), Rathore *et al.* (2010), Sabapara *et al.* (2010), Aulakh *et al.* (2011) e Rangamma *et al.* (2013) e Sabapara *et al.* (2010), Viswkarma *et al.* (2018) e Kumar *et al.* (2019) relataram que a maioria dos entrevistados forneceu suplementos de mistura mineral para seus animais leiteiros. Resultados contrários a essas descobertas foram relatados anteriormente Madke *et al.* (2006), Singh *et al.* (2007), Kochewad *et al.* (2013), Kishore *et al.* (2013) e Manohar *et al.* (2014) relataram que cerca de uma porcentagem limitada de agricultores forneceu uma mistura mineral suplementar para seus animais, enquanto a maioria não seguiu essa prática.

Quadro n.o 4.6.1.14 Alimentação dos animais com uma mistura de minerais em distritos seleccionados de Madhya Pradesh na produção leiteira

Categoria	Rewa		Satna		Sidhi		Singrauli			
	N	%	N	%	N	%	N	%		
Diário	0	0.00	6	10.00	11	18.33	15	25.00		
Ocasional	41	68.33	54	90.00	41	68.33	35	58.33		
Não suplementar	19	31.67	0	0.00	8	13.33	10	16.67		

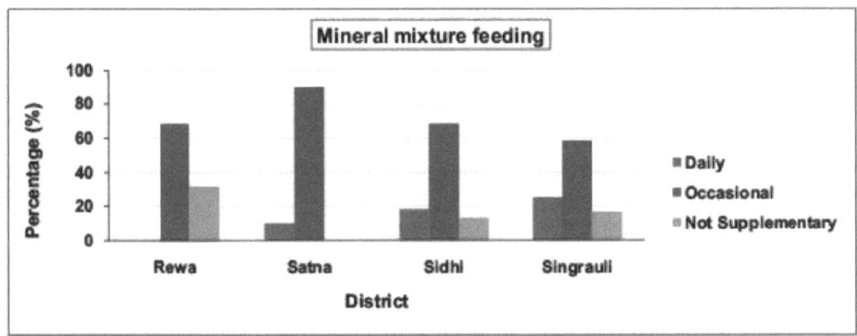

Figura 4.6.1.14 Alimentação com mistura mineral praticada pelo inquirido em animais leiteiros

4.6.1.15 Fontes de água potável

A leitura do presente resultado mostrou que cerca de 95,00%, 58,33%, 16,67% e 41,67% dos inquiridos dependiam de um poço tubular para beber água em animais, enquanto 5,00%, 0,00%, 76,67% e 0,00% dos inquiridos dependiam de um poço e 0.00%, 41,67%, 0,00% e 76,67% dos inquiridos dependiam de bomba manual como fontes de água potável em Rewa, Satna, Sidhi e distrito de Singrauli, respetivamente (Tabela No 4.6.1.15 e Figura 4.6.1.15).

No entanto, resultados contrários a essas descobertas foram relatados anteriormente por Malik *et al.* (2005), Singh *et al.* (2007), Sabapara *et al.* (2010) e Kumar *et al.* (2019), que relataram que a maioria dos entrevistados dependia da bomba manual, seguida de poços perfurados e canal como fonte de água potável para seus animais leiteiros.

Quadro n.º 4.6.1.15 Fontes de água potável para os animais em distritos seleccionados de Madhya Pradesh em explorações leiteiras

Categoria	Rewa		Satna		Sidhi		Singrauli			
	N	%	N	%	N	%	N	%		
Bem	3	5.00	0	0.00	46	76.67	0	0.00		
Poço tubular	57	95.00	35	58.33	10	16.67	25	41.67		
Rio	0	0.00	0	0.00	4	6.67	0	0.00		
Outros (bomba manual)	0	0.00	25	41.67	0	0.00	35	58.33		

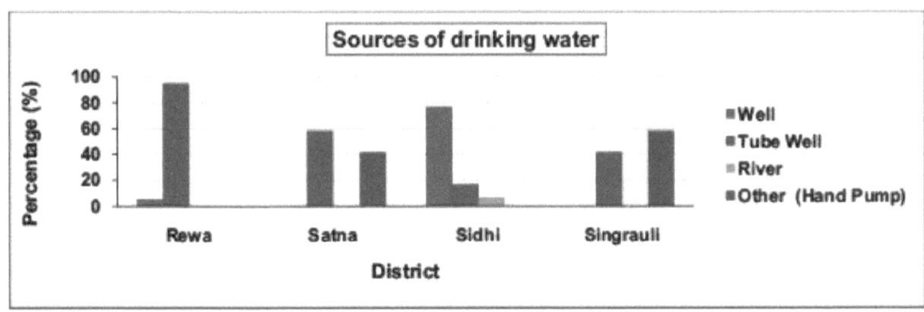

Figura 4.6.1.15 Fontes de água potável adoptadas pelo inquirido na produção de leite

4.6.2 ESTADO DE SAÚDE DURANTE O PERÍODO DE TRANSIÇÃO

A informação relativa às práticas de cuidados de saúde durante o período de transição optado pelos proprietários de búfalos nos distritos de Rewa, Satna, Sidhi e Singrauli é apresentada no Quadro n.º 4.6.2.1 a 4.6.2.7 e na Figura 4.6.2.1 a 4.6.2.7. As diferentes práticas de gestão de cuidados de saúde durante o período de transição relacionadas com os búfalos eram semelhantes entre estes distritos

4.6.2.1 Incidência de doenças

A incidência da doença ocorre durante o período de transição na maioria dos animais (78,33%, 100,00%, 85,00% e 100,00%), ao passo que apenas 5,00%, 0,00%, 15,00% e 0,00% dos animais escaparam à incidência da doença nos distritos de Rewa, Satna, Sidhi e Singrauli, respetivamente (quadro n.º 4.6.2.1 e figura 4.6.2.1).

Entre a incidência de doenças nos animais, a maioria dos animais sofria de mastite, prolapso de membranas fetais retidas e distocia em diferentes proporções nos distritos acima mencionados. A elevada incidência de doenças nestes distritos pode ser atribuída às más práticas de maneio seguidas pelos agricultores. Os resultados indicaram que os agricultores não tinham conhecimento da maior parte das doenças infecciosas que ocorrem durante a gravidez e o parto.

Os resultados são mais ou menos comparáveis aos de Thakur *et al.* (2017) e Pata *et al.* (2019), que referiram que os distúrbios metabólicos constituíam o principal problema das búfalas, seguidos da mastite e dos distúrbios reprodutivos. Além disso, certas práticas de gestão relacionadas com as búfalas leiteiras também ajudaram a prevenir a incidência da doença. Por conseguinte, ao desenvolver políticas relacionadas com a extensão para os produtores de leite, deve ter-se em conta a variação regional dos conhecimentos existentes sobre diferentes práticas de gestão da criação de gado leiteiro.

Quadro n.º 4.6.2.1 Incidência de doenças em animais de distritos seleccionados de Madhya Pradesh em explorações leiteiras

Categoria	Rewa		Satna		Sidhi		Singrauli	
	N	%	N	%	N	%	N	%
Sim	47	78.33	60	100.00	51	85.00	60	100.00
Não	13	21.67	0	0.00	9	15.00	0	0.00
Coxeio	0	0.00	0	0.00	0	0.00	0	0.00
Metrite	0	0.00	4	6.67	0	0.00	10	16.67
Mastite	5	8.33	55	91.67	21	35.00	45	75.00
Hipocalcemia	0	0.00	1	1.67	0	0.00	5	8.33
ROP	36	60.00	0	0.00	30	50.00	0	0.00
Prolapso	1	1.67	0	0.00	0	0.00	0	0.00
Distocia	5	8.33	0	0.00	0	0.00	0	0.00

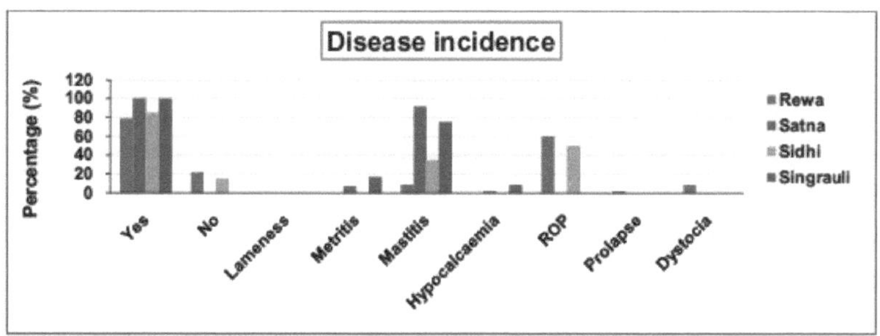

Figura 4.6.2.1 Incidência de doenças em animais leiteiros

4.6.2.2 Parição com necessidade de assistência

No caso da necessidade de assistência durante o parto, a maioria dos 93,33%, 98,33%, 81,67% e 91,67% dos inquiridos não necessitava de qualquer assistência durante o parto, enquanto apenas 6,67%, 1,67%, 18,33% e 8,33% dos inquiridos necessitavam de assistência durante o parto dos animais nos distritos de Rewa, Satna, Sidhi e Singrauli, respetivamente (Quadro n.º 4.6.2.2 e Figura 4.6.2.2).

No entanto, ao contrário dos presentes resultados de Pata *et al.* (2019), que relataram que a maioria dos inquiridos assistiu ao parto e cuidou dos vitelos após o parto nos distritos de Junagadh e Porbandar de Gujrat. Kumar e Mishra (2011), Bais e Singh (2013) e Sabapara *et al.* (2015) também relataram a presença da maioria dos agricultores no momento do parto.

Quadro n.º 4.6.2.2 Assistência ao parto necessária para os animais de distritos seleccionados de Madhya Pradesh na produção leiteira

Categoria	Rewa		Satna		Sidhi		Singrauli	
	N	%	N	%	N	%	N	%
Sim	4	6.67	1	1.67	11	18.33	5	8.33
Não	56	93.33	59	98.33	49	81.67	55	91.67

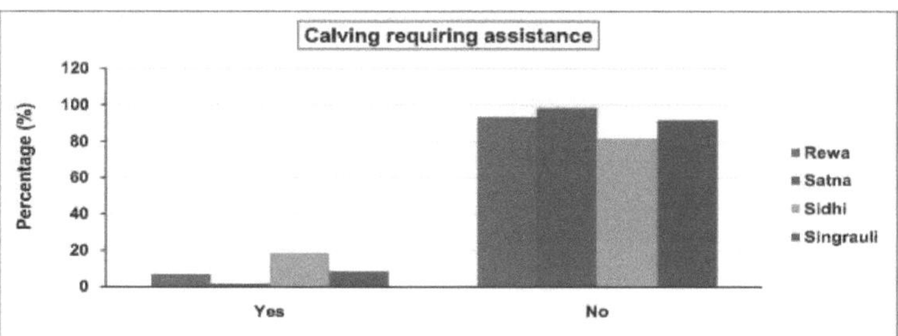

Figura 4.6.2.2 Necessidade de assistência durante o parto em animais leiteiros

4.6.2.3 Corrimento vaginal após 14 dias

Os resultados revelaram que a maioria dos animais, cerca de 100,00%, 100,00%, 100,00% e 80,00%, tinha corrimento vaginal após 14 dias nos distritos de Rewa, Satna, Sidhi e Singrauli, respetivamente. Entre estes animais, a maioria 66,67%, 75,00%, 81,67% e 75,00% apresentava corrimento branco, enquanto que apenas

33,33%, 25,00%, 18,33% e 25,00% apresentavam corrimento vaginal claro após 14 dias em Rewa, Satna, Sidhi e Singrauli, respetivamente (Quadro n.º 4.6.2.3 e Figura 4.6.2.3).

Quadro n.o 4.6.2.3 Corrimento vaginal após 14 dias de parto em animais de distritos seleccionados de Madhya Pradesh em explorações leiteiras

Categoria	Rewa		Satna		Sidhi		Singrauli	
	N	%	N	%	N	%	N	%
Sim	60	100.0	60	100.0	60	100.0	60	100.0
Não	0	0.00	0	0.00	0	0.00	0	0.00
Branco	40	66.67	45	75.00	49	81.67	46	76.67
Grosso	0	0.00	0	0.00	0	0.00	0	0.00
Pegajoso	0	0.00	0	0.00	0	0.00	0	0.00
Vermelho	0	0.00	0	0.00	0	0.00	0	0.00
Limpo	20	33.33	15	25.00	11	18.33	14	23.33

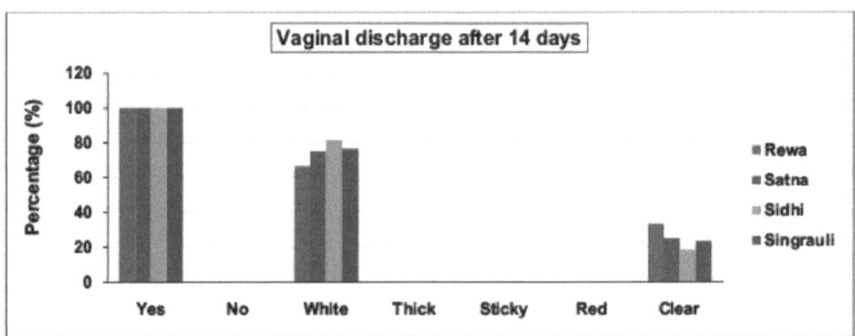

Figura 4.6.2.3 Corrimento vaginal após 14 dias de parto em animais leiteiros

4.6.2.4 Práticas de controlo dos ectoparasitas

No presente estudo, a maioria dos agricultores, cerca de 83,33%, 100,00%, 83,33% e 100,00%, praticou diferentes medidas de controlo dos ectoparasitas, ao passo que apenas 16,67%, 0,00%, 16,67% e 0,00% dos agricultores não praticaram qualquer medida de controlo contra os ectoparasitas nos distritos de Rewa, Satna, Sidhi e Singrauli, respetivamente (Quadro n.º 4.6.2.4 e Figura 4.6.2.4). No presente estudo, a maioria dos agricultores estava bem ciente dos efeitos nocivos dos ectoparasitas, que causam uma redução da produção e do desempenho dos animais através da transmissão de doenças transmitidas por artrópodes, como a tripanossomíase, a babesiose e a teileriose.

Estes resultados são bem apoiados por Pata *et al.* (2019), que relataram que a maioria (80,67%) dos inquiridos praticava o controlo de ectoparasitas em diferentes distritos de Gujrat. No entanto, os resultados são contrários a outros (Rathore e Kachwaha, 2009 e Kumar, 2015), que relataram que 31,25-39,50% dos inquiridos tomaram medidas de controlo contra piolhos e carraças.

Das diferentes medidas de controlo do ectoparasita, a maioria dos agricultores (80,00%, 66,67%, 40,00% e 66,67%) praticou a desparasitação, enquanto 8,00%, 13,33%, 40,00% e 10.00% dos agricultores praticavam o fumo e 12,00%, 20,00%,

20,00% e 23,33% dos agricultores praticavam o Rakh para controlar o ectoparasita nos distritos de Rewa, Satna, Sidhi e Singrauli, respetivamente (Quadro nº 4.6.2.4). Estes resultados são apoiados por Singh *et al.* (2015) que observaram que a maioria dos inquiridos seguia várias práticas (pulverização, pulverização, medicamentos injetáveis) para o controlo de ectoparasitas. Khadda *et al.* (2017) também relataram que a maioria dos detentores de búfalos segue o método manual de colheita seguido de pulverização de insecticidas para controlar os ectoparasitas. No entanto, Sabapara *et al.* (2010) referiram que a maioria dos inquiridos não seguia qualquer prática para controlar os ectoparasitas no sul de Gujarat.

Quadro n.º 4.6.2.4 Práticas de controlo de ectoparasitas em animais de distritos seleccionados de Madhya Pradesh em explorações leiteiras

Categoria	Rewa		Satna		Sidhi		Singrauli	
	N	%	N	%	N	%	N	%
Sim	50	83.33	60	100.0	50	83.33	60	100.0
Não	10	16.67	0	0.00	10	16.67	0	0.00
Pulverizar	0	0.00	0	0.00	0	0.00	0	0.00
Desparasitação	40	80.00	40	66.67	20	40.00	40	66.67
Pesticida	0	0.00	0	0.00	0	0.00	0	0.00
Barbear	0	0.00	0	0.00	0	0.00	0	0.00
Rakh	6	12.00	12	20.00	10	20.00	14	23.33
Fumo	4	8.00	8	13.33	20	40.00	6	10.00

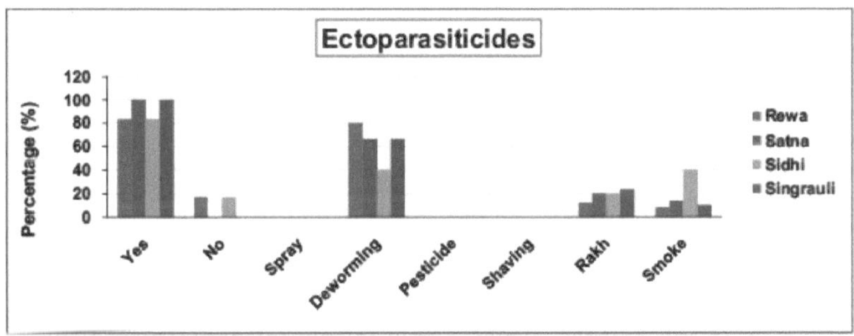

Figura 4.6.2.4 Práticas adoptadas pelo proprietário do animal leiteiro para controlar os ectoparasitas

4.6.2.5 Práticas de controlo dos endoparasitas

No presente estudo, todos os inquiridos (100,00%) praticaram diferentes medicamentos anti-helmínticos para controlar endoparasitas nos distritos de Rewa, Satna, Sidhi e Singrauli (Quadro n.º 4.6.2.5 e Figura 4.6.2.5). Os resultados desta prática são indicativos do elevado nível de sensibilização dos inquiridos. Entre as diferentes práticas de controlo de endoparasitas, cerca de 15,00%, 71,67%, 71,67% e 55,00% dos agricultores utilizaram o Albendazole, enquanto 50,00%, 5,00%, 11,67% e 11.67% dos agricultores utilizaram o fenbendazol e 35,00%, 23,33%, 16,67% e 33,33% dos agricultores utilizaram a ivermectina para controlar os endoparasitas nos distritos de Rewa, Satna, Sidhi e Singrauli, respetivamente (quadro n.º 4.6.2.5).

Esses resultados são comparáveis aos de Tewari *et al.* (2018), que indicaram que apenas 55% dos entrevistados praticavam a desparasitação em intervalos regulares para seus animais leiteiros. Foi contrário às descobertas de Meena *et al,* (2008), Sabapara *et al.* 2010, Kumar (2015), Vishkarma *et al.* (2018) e Pata *et al.* (2019), que relataram que a maioria dos entrevistados não realizou a desparasitação de seus búfalos.

Quadro n.º 4.6.2.5 Práticas de controlo de endoparasitas em animais de distritos seleccionados de Madhya Pradesh

Categoria	Rewa		Satna		Sidhi		Singrauli	
	N	%	N	%	N	%	N	%
Sim	60	100.0	60	100.0	60	100.0	60	100.0
Não	0	0.00	0	0.00	0	0.00	0	0.00
Albendazol	9	15.00	43	71.67	43	71.67	33	55.00
Fenbendazol	30	50.00	3	5.00	7	11.67	7	11.67
Ivermectina	21	35.00	14	23.33	10	16.67	20	33.33
Meclabendazol	0	0.00	0	0.00	0	0.00	0	0.00
Clabendazol	0	0.00	0	0.00	0	0.00	0	0.00
Ivermectina + Praziquintal	0	0.00	0	0.00	0	0.00	0	0.00
Outros	0	0.00	0	0.00	0	0.00	0	0.00

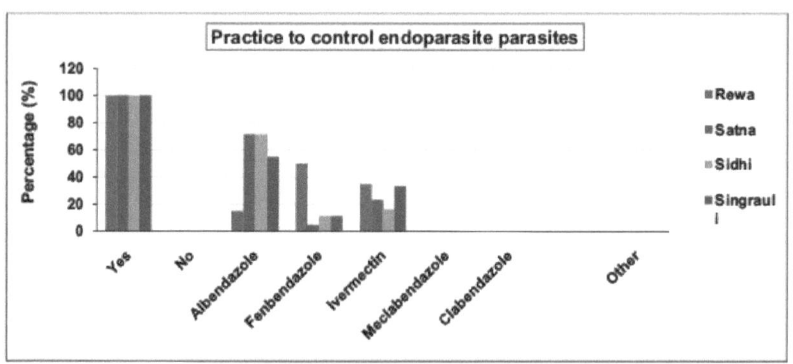

Figura 4.6.2.5 Práticas adoptadas pelo proprietário do animal leiteiro para controlar os endoparasitas

4.6.2.6 Condições sanitárias do pavilhão

O presente estudo revelou que cerca de 40,00%, 75,00%, 70,00% e 61,67% dos agricultores praticaram diferentes medidas para higienizar o barracão, enquanto que 60,00%, 25,00%, 30,00% e 38,33% dos agricultores não praticaram qualquer processo de higienização nos distritos de Rewa, Satna, Sidhi e Singrauli, respetivamente (Quadro nº 4.6.2.6 e Figura 4.6.2.6).

Isto pode dever-se ao facto de os agricultores estarem conscientes das condições sanitárias e higiénicas do pavilhão dos animais. Relativamente às condições sanitárias do estábulo, os presentes resultados são comparáveis aos de Aulakh e Rajbir (2012) e Viswkarma *et al.* (2018), que referiram que a maioria dos agricultores utilizava desinfetante e desinfetante para a limpeza do seu estábulo. Foi contrário às conclusões de Khadda *et al.* (2017) e Vranda *et al.* (2017), que referiram que a maioria dos agricultores não prestava mais atenção às condições sanitárias do pavilhão e não utilizava desinfetante e desinfetante para a limpeza do seu pavilhão.

Entre as diferentes práticas de higienização, cerca de 29,17%, 11,11%, 95,24% e 0,00% dos agricultores utilizaram pó branqueador, enquanto 58,33%, 44,44%, 0,00% e 48,64% dos agricultores utilizaram fenol e 12.50%, 44,44%, 4,76% e 51,35% dos agricultores utilizaram detergente para higienizar o barracão nos distritos de Rewa, Satna, Sidhi e Singrauli, respetivamente (Quadro nº 4.6.2.6 e Figura 4.6.2.6).

Quadro n.º 4.6.2.6 Práticas sanitárias no estábulo dos animais dos distritos seleccionados de Madhya Pradesh na criação de gado leiteiro

Categoria	Rewa		Satna		Sidhi		Singrauli	
	N	%	N	%	N	%	N	%
Sim	24	40.00	45	75.00	42	70.00	37	61.67
Não	36	60.00	15	25.00	18	30.00	23	38.33
Pó branqueador	7	29.17	5	11.11	40	95.24	0	0.00
Fenol	14	58.33	20	44.44	0	0.00	18	48.64
Detergente	3	12.50	20	44.44	2	4.76	19	51.35
Pulverizar	0	0.00	0	0.00	0	0.00	0	0.00

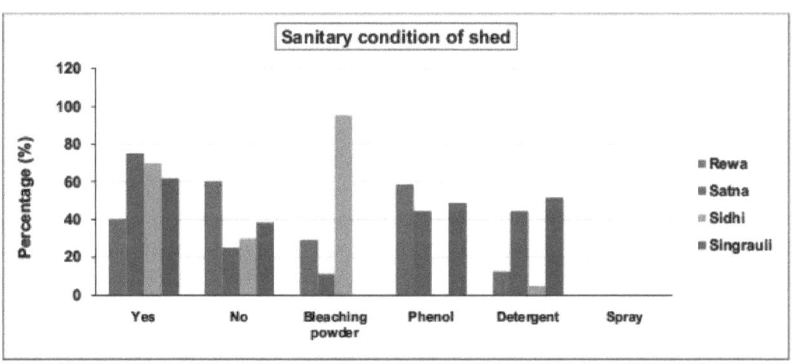

Figura 4.6.2.6 Práticas de higienização adoptadas pelo proprietário do animal leiteiro no pavilhão

4.6.2.7 Separação das búfalas prenhes do rebanho

Relativamente à separação das búfalas prenhes do rebanho, a maioria 93,33%, 100,00%, 40,00% e 100,00% dos inquiridos praticava a separação das búfalas prenhes do rebanho, enquanto 6,67%, 0,00%, 60,00% e 0,00% dos inquiridos não praticavam o mesmo em Rewa, Satna, Sidhi e Singrauli, respetivamente (Quadro nº 4.6.2.7 e Figura 4.6.2.7).

Quadro n.º 4.6.2.7 Separação de animais prenhes do rebanho dos distritos

seleccionados de Madhya Pradesh na produção leiteira

Categoria	Rewa		Satna		Sidhi		Singrauli	
	N	%	N	%	N	%	N	%
Sim	56	93.33	60	100.0	24	40.00	60	100.0
Não	4	6.67	0	0.00	36	60.00	0	0.00

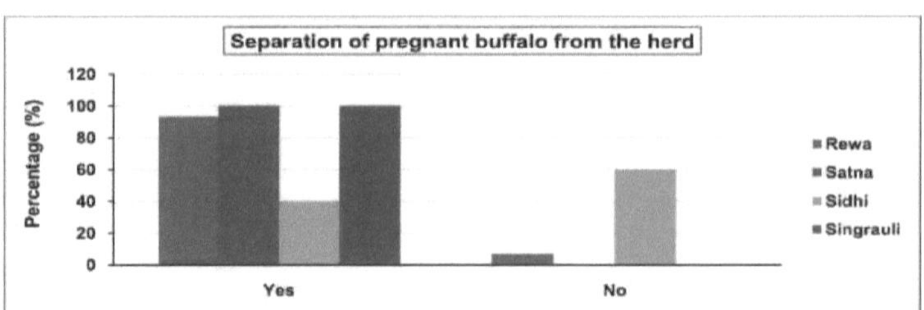

Figura 4.6.2.7 Práticas adoptadas pelo proprietário dos animais leiteiros para separar as fêmeas prenhes

4.6.1 ESTADO NUTRICIONAL DURANTE O PERÍODO DE TRANSIÇÃO

A informação relativa ao estado nutricional durante o período de transição optado pelos proprietários de búfalos nos distritos de Rewa, Satna, Sidhi e Singrauli é apresentada no Quadro n.º 4.6.1.1 a 4.6.1.15 e na Figura 4.6.1.1 a 4.6.1.15. As diferentes práticas de gestão nutricional durante o período de transição relacionado com a criação de búfalos foram semelhantes entre estes distritos.

4.6.1.1 Padrão de alimentação

Os resultados revelaram que cerca de 66,67%, 53,33%, 31,67% e 26,67% dos inquiridos alimentavam os seus animais em grupo, enquanto 16,67%, 33,33%, 3,33% e 40,00% dos inquiridos alimentavam os seus animais individualmente e 16.67%, 13,33%, 65,00% e 33,33% dos inquiridos alimentaram os seus animais individualmente e em grupo nos distritos de Rewa, Satna, Sidhi e Singrauli, respetivamente (Quadro n.º 4.6.1.1 e Figura 4.6.1.1).

A predominância da alimentação em grupo em vez da alimentação individual deve-se ao facto de a maioria dos proprietários de búfalas ter menos espaço no estábulo. A alimentação em grupo não é uma boa prática para alimentar os animais leiteiros. Porque os animais devem ser alimentados de acordo com o seu nível de produção e também para evitar que animais dóceis sejam molestados por animais ferozes durante a alimentação. A adoção desta prática de alimentação individual revela a falta de sensibilização dos proprietários de animais leiteiros nas áreas de estudo. Resultados contrários a estas conclusões foram relatados anteriormente por Chowdhry *et al.* (2006), Sabapara *et al.* (2010), Jadav *et al.* (2014) e Dar *et al.* (2017), Kumar *et al.* (2019) que relataram que a maioria dos inquiridos alimentava os seus animais individualmente.

Quadro n.º 4.6.1.1 Padrão alimentar dos animais em distritos seleccionados de Madhya Pradesh na produção leiteira

Categoria	Rewa		Satna		Sidhi		Singrauli	
	N	%	N	%	N	%	N	%

Individualmente	10	16.67	20	33.33	2	3.33	24	40.00
Em grupo	40	66.67	32	53.33	19	31.67	16	26.67
Ambos	10	16.67	8	13.33	39	65.00	20	33.33

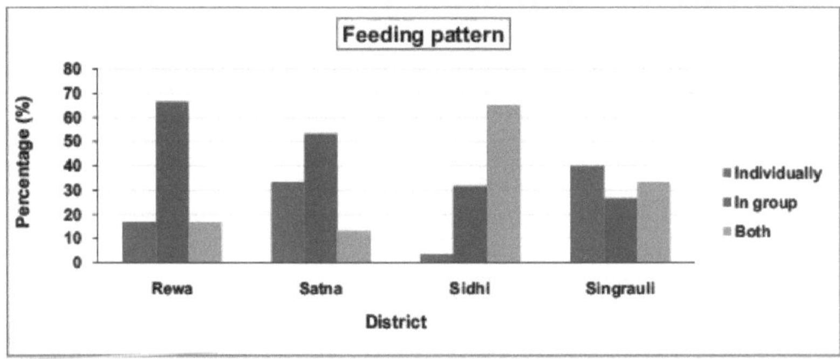

Figura 4.6.1.1 Padrão alimentar adotado pelo inquirido na produção de leite

4.6.1.2 Fonte de forragem verde

Observou-se que a maioria dos inquiridos, cerca de 71,67%, 95,00%, 66,67% e 96,67%, alimentava os seus animais com forragens verdes cultivadas em casa, enquanto 3,33%, 5,00%, 18,33% e 3,33% dos inquiridos alimentavam os seus animais com forragens verdes compradas e 25.00%, 0,00%, 15,00% e 0,00% dos inquiridos alimentaram os seus animais com forragens cultivadas em casa e compradas nos distritos de Rewa, Satna, Sidhi e Singrauli, respetivamente (Quadro nº 4.6.1.2 e Figura 4.6.1.2).

Estes resultados estão de acordo com os resultados de Rangamma *et al.* (2013), Rathore *et al.* (2010), Sabapara *et al.* (2010), Aulakh *et al.* (2011), Akila & Senthilvel (2012) e Manohar *et al.* (2014) e Kumar *et al.* (2019), que relataram que a maioria dos inquiridos cultivava culturas forrageiras verdes, enquanto uma pequena percentagem dos inquiridos não cultivava culturas forrageiras verdes.

Estes resultados são contrários aos resultados de Rathore e Kachwaha (2009) e Sabapara *et al.* (2016), que referiram que a maioria dos inquiridos não cultivava culturas forrageiras verdes, enquanto uma pequena percentagem dos inquiridos cultivava culturas forrageiras verdes.

Quadro n.º 4.6.1.2 Fonte de forragem verde para animais em distritos seleccionados de Madhya

Pradesh na produção leiteira

Categoria	Rewa		Satna		Sidhi		Singrauli	
	N	%	N	%	N	%	N	%
Comprado	2	3.33	3	5.00	11	18.33	2	3.33
Cultivo doméstico	43	71.67	57	95.00	40	66.67	58	96.67
Ambos	15	25.00	0	0.00	9	15.00	0	0.00

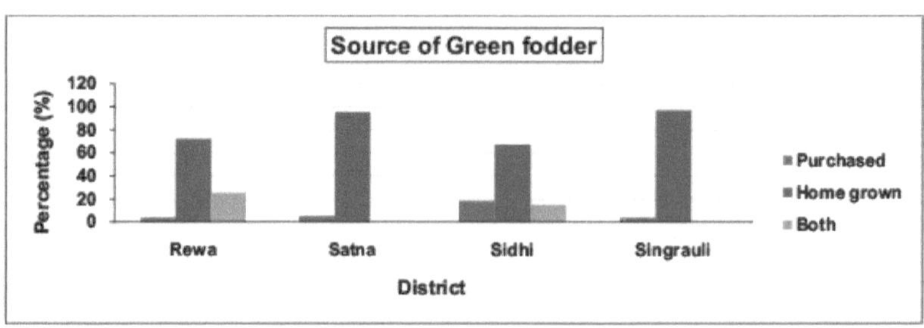

Figura 4.6.1.2 Fonte de forragem verde praticada pelo inquirido na criação de gado leiteiro

4.6.1.3 Fonte de forragens secas

Os presentes resultados revelaram que cerca de 10,00%, 5,00%, 18,33% e 13,33% dos inquiridos alimentaram os seus animais com forragens secas compradas, enquanto 18,33%, 45,00%, 15,00% e 35,00% dos inquiridos alimentaram os seus animais com forragens secas cultivadas em casa e a maioria, cerca de 71.67%, 50,00%, 66,67% e 51,67% dos inquiridos alimentaram os seus animais com forragens secas compradas e cultivadas em casa nos distritos de Rewa, Satna, Sidhi e Singrauli, respetivamente (Quadro n.º 4.6.1.3 e Figura 4.6.1.3).

Estes resultados estão de acordo com os resultados de Dar *et al.* (2017) que relataram que a maioria dos inquiridos alimentava os seus animais com alimentos comprados e cultivados em casa. Pata *et al.* (2018) relataram que a maioria dos entrevistados ofereceu gotar de amendoim como forragem seca, seguido de palha de sorgo como forragem seca para seus búfalos. Kumar *et al.* (2017) referiram que a maioria dos agregados familiares alimentava os seus búfalos com palha de trigo e os restantes utilizavam palha de trigo e/ou palha de arroz como única forragem grosseira para os seus búfalos.

Quadro n.º 4.6.1.3 Fonte de forragem seca para animais em distritos seleccionados de Madhya

Pradesh na produção leiteira

Categoria	Rewa		Satna		Sidhi		Singrauli	
	N	%	N	%	N	%	N	%
Comprado	6	10.00	3	5.00	11	18.33	8	13.33
Cultivo doméstico	11	18.33	27	45.00	9	15.00	21	35.00
Ambos	43	71.67	30	50.00	40	66.67	31	51.67

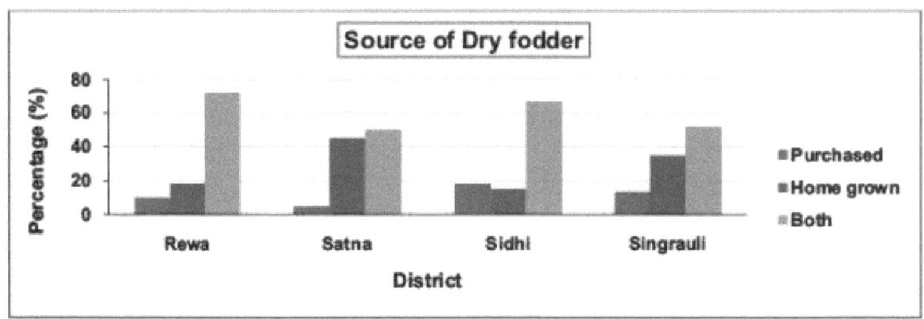

Figura 4.6.1.3 Fonte de forragem seca praticada pelo inquirido na produção de leite

4.6.1.4 Fornecimento de forragens

Observou-se que a maioria dos inquiridos, cerca de 91,67%, 93,33%, 81,67% e 86,67%, dispunha de uma oferta adequada de forragem, enquanto apenas 8,33%, 6,67%, 18,33% e 13,33% dos inquiridos dispunham de uma oferta inadequada de forragem nos distritos de Rewa, Satna, Sidhi e Singrauli, respetivamente (Quadro n.º 4.6.1.4 e Figura 4.6.1.4).

Essas descobertas estão de acordo com os resultados de Dar *et al.* (2017), que relataram que a regularidade da prática de alimentação foi mantida pela maioria (89,75%) dos agricultores. Atkare *et al.* (2016) relataram a adoção de recomendações científicas na alimentação de búfalos leiteiros por vários tamanhos de proprietários de búfalos em Gadchiroli tehsil como alimentação de pelo menos 5 kg de forragem verde e alimentação de matéria seca 2,5 a 3 kg / 100 kg de peso corporal.

Quadro n.º 4.6.1.4 Fornecimento de forragens para animais em distritos seleccionados de Madhya Pradesh na produção leiteira

Categoria	Rewa		Satna		Sidhi		Singrauli			
	N	%	N	%	N	%	N	%		
Adequado	55	91.67	56	93.33	49	81.67	52	86.67		
Inadequado	5	8.33	4	6.67	11	18.33	8	13.33		

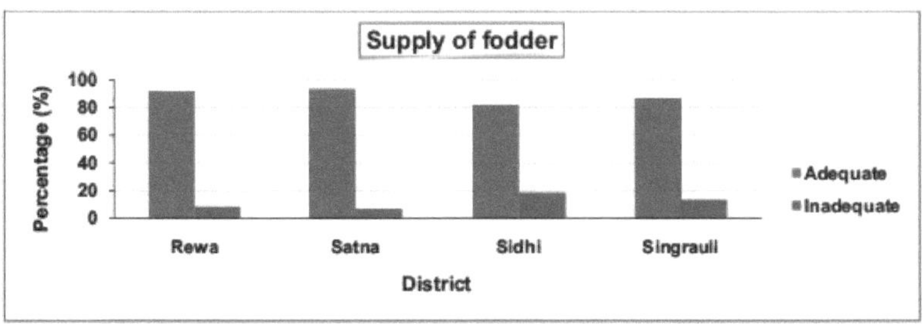

Figura 4.6.1.4 Quantidade de forragem fornecida aos animais na criação de gado leiteiro 4.6.1.5 Desfibramento da forragem

A leitura dos resultados mostrou que a maioria dos inquiridos, cerca de 63,33%, 58,33%, 71,67% e 68,33%, utilizou a forragem depois de triturada para os animais, enquanto apenas 36,67%, 41,67%, 28,33% e 31,67% dos inquiridos utilizaram a forragem sem trituração nos distritos de Rewa, Satna, Sidhi e Singrauli, respetivamente (Quadro n.º 4.6.1.5 e Figura 4.6.1.5).

A maioria dos agricultores estava consciente da importância da utilização de forragens secas e verdes trituradas. Isso pode ser devido à disponibilidade de instalações de manjedoura, conhecimento adequado da utilização eficiente de alimentos e forragens. Resultados semelhantes aos presentes resultados foram relatados anteriormente por Manohar *et al.* (2014), Viswkarma *et al.* (2018) e Kumar *et al.* (2009), que relataram que a maioria dos agricultores ofereceu forragens verdes trituradas e apenas uma pequena percentagem dos agricultores praticou a alimentação de forragens verdes como tal. Estes resultados também estão de acordo com os resultados de Kumar *et al.* (2009), que referiram que a maioria dos agricultores oferecia forragens secas trituradas e apenas uma pequena percentagem dos agricultores praticava a alimentação com forragens secas como tal. No entanto, as presentes conclusões são contrárias aos resultados de Chowdhry *et al.* (2006) e Sabapara *et al.* (2010).

Quadro n.º 4.6.1.5 Utilização de forragens depois de trituradas para animais em distritos seleccionados de Madhya Pradesh na criação de gado leiteiro

Categoria	Rewa		Satna		Sidhi		Cantar*auli			
	N	%	N	%	N	%	N	%		
Desgaste	38	63.33	35	58.33	43	71.67	41	68.33		
Sem fricção	22	36.67	25	41.67	17	28.33	19	31.67		

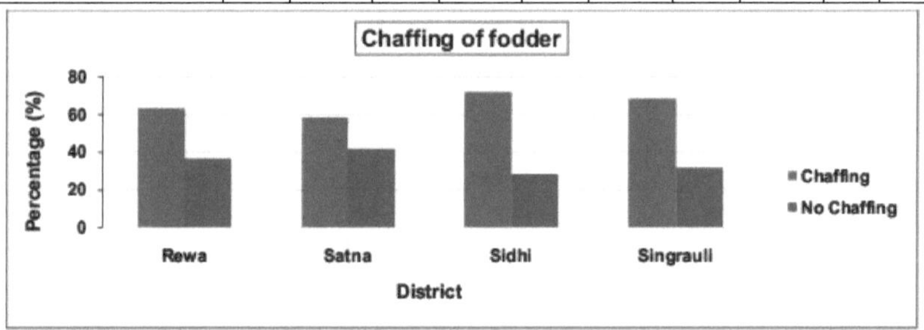

Figura 4.6.1.5 Forragem utilizada após a trituração pelo inquirido na criação de gado leiteiro

4.6.1.6 Tipo de alimentos concentrados para animais

Os presentes resultados mostraram que cerca de 41,67%, 53,33%, 30,00% e 41,67% dos inquiridos alimentavam os seus animais com rações de concentrados do tipo mistura caseira, enquanto 40,00%, 6,67%, 3,33% e 23,33% dos inquiridos alimentavam os seus animais com rações de concentrados do tipo composto e cerca de 18,33%, 40,00%, 66,67% e 35,00% dos inquiridos alimentavam os seus animais com rações de concentrados do tipo mistura caseira e composto em Rewa, Satna, Sidhi e Singrauli.33%, 40,00%, 66,67% e 35,00% dos inquiridos alimentaram os seus animais com rações de concentrados de tipo caseiro e de tipo composto nos distritos de Rewa, Satna, Sidhi e Singrauli, respetivamente (Quadro nº 4.6.1.6 e Figura 4.6.1.6).

Tal pode dever-se à produção excedentária de cereais e outros concentrados pelos agricultores, que foram desviados para a alimentação dos animais leiteiros, a fim de economizar as despesas de alimentação. As conclusões do estudo estão em consonância com as conclusões de Chowdhry *et al.* (2006) e Sabapara *et al.* (2010), segundo as quais a maioria dos inquiridos alimentava os seus animais com uma mistura de concentrados preparada em casa. No entanto, os resultados são contrários às conclusões de Gupta *et al.* (2008), Rathore *et al.* (2010), Kumar e Mishra (2011) e Kumar *et al.* (2011).

Viswkarma *et al.* (2018) relataram que a maioria (85%) dos entrevistados alimentou seus animais com uma mistura de concentrado preparado em casa, seguido por uma mistura de preparado em casa e pronto (13,33%) e pronto (1,66%). Kumar *et al.* (2019) relataram que a maioria (66,50%) dos inquiridos alimentou os seus animais com ingredientes produzidos em casa juntamente com alimentos compostos para bovinos, seguidos de ingredientes produzidos em casa (28,00%) e apenas ingredientes compostos para bovinos como concentrados (05,50%).

Quadro n.º 4.6.1.6 Tipo de alimentos concentrados para animais em distritos seleccionados de Madhya Pradesh na produção leiteira

Categoria	Rewa		Satna		Sidhi		Singrauli			
	N	%	N	%	N	%	N	%		
Mistura caseira	25	41.67	32	53.33	18	30.00	25	41.67		
Alimentos compostos para animais	24	40.00	4	6.67	2	3.33	14	23.33		
Ambos	11	18.33	24	40.00	40	66.67	21	35.00		

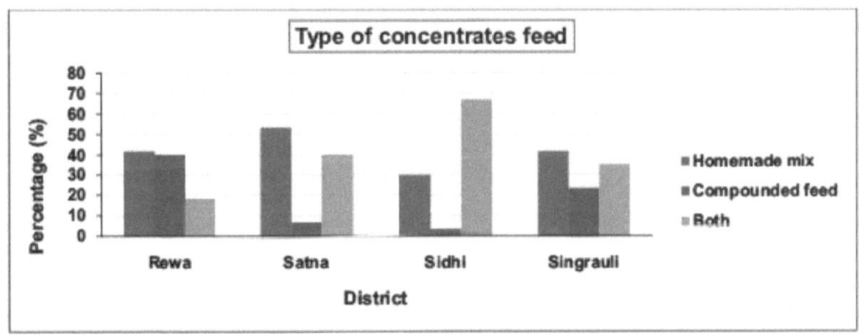

Figura 4.6.1.6 Tipo de alimentos concentrados utilizados pelo inquirido na produção de leite

4.6.1.7 Modo de fornecimento de alimentos concentrados

Quanto ao método de fornecimento de alimentos concentrados, a maioria dos inquiridos, cerca de 66,67%, 71,67%, 48,33% e 58,33%, fornece alimentos concentrados juntamente com alimentos grosseiros, enquanto 33,33%, 28,33%, 51,67% e 41,67% dos inquiridos fornecem alimentos concentrados separadamente nos distritos de Rewa, Satna, Sidhi e Singrauli, respetivamente (Quadro n.º 4.6.1.7 e Figura 4.6.1.7).

Divekar e Saiyed (2008) e Kumar *et al.* (2019) referiram que a maioria dos inquiridos alimentava as suas novilhas com concentrados, enquanto uma pequena percentagem dos inquiridos não alimentava as suas novilhas com concentrados. Por outro lado, Rathore *et al.* (2010) e Sheikh *et al.* (2011) referiram que a maioria dos inquiridos não alimentava as suas novilhas com concentrados.

Quadro n.º 4.6.1.7 Modo de fornecimento de alimentos concentrados aos animais em distritos seleccionados de Madhya Pradesh na produção leiteira

Categoria	Rewa		Satna		Sidhi		Singrauli			
	N	%	N	%	N	%	N	%		
Alimentação com alimentos grosseiros	40	66.67	43	71.67	29	48.33	35	58.33		
Alimentação separada	20	33.33	17	28.33	31	51.67	25	41.67		

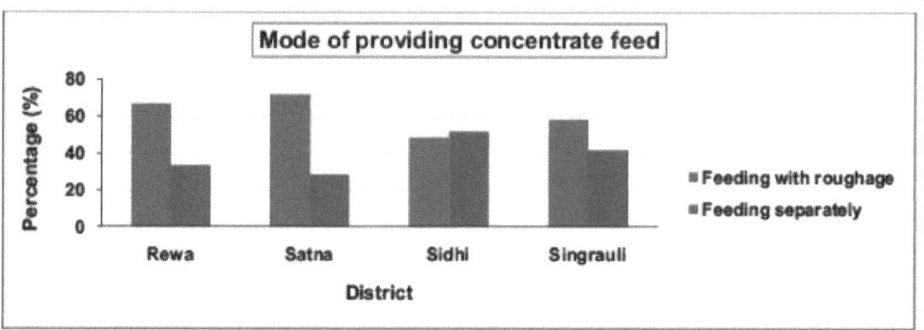

Figura 4.6.1.7 Modo de fornecimento de alimentos concentrados por inquirido em animais leiteiros

4.6.1.8 Quantidade de alimento concentrado (Kg/Dia/Búfalo)

O resultado do presente estudo indicou que a maioria dos 58,33%, 70,00%, 63,33% e 51,66% dos inquiridos alimentavam as búfalas com alimentos concentrados (35-40 kg/dia) antes do parto, enquanto 41,66%, 30,00%, 36.66% e 48,33% dos inquiridos alimentavam os seus animais com ração concentrada (30-40 kg/dia) após o parto nos distritos de Rewa, Satna, Sidhi e Singrauli, respetivamente (Quadro n.º 4.6.1.8 e Figura 4.6.1.8).

Divekar e Saiyed (2008), Rathore *et al.* (2010), Sheikh *et al.* (2011) e Rangamma *et al.* (2013) e Kumar *et al.* (2019) relataram que a maioria dos inquiridos praticava a alimentação com concentrados antes da ordenha, seguida da alimentação após a ordenha e durante a ordenha. Kamboj e Tomar (2000) relataram que os agricultores não estavam alimentando ou alimentando quantidades mínimas de concentrados para suas búfalas. Kishore *et al.* (2013) relataram que a maioria dos agricultores (71,67%) alimentava 1 kg de mistura de concentrado como suplemento alimentar, enquanto 28,33% deles alimentavam 2 kg. Kumar *et al,* (2019) relataram que todos os inquiridos alimentavam os seus animais com concentrados duas vezes por dia.

Quadro n.º 4.6.1.8 Quantidade (kg/búfalo/dia) de alimentos concentrados para animais em distritos seleccionados de Madhya Pradesh na produção leiteira

Categoria	Rewa		Satna		Sidhi		Singrauli			
	N	%	N	%	N	%	N	%		
Antes do parto 35-40 kg	35	58.33	42	70.00	38	63.33	31	51.66		
Após o parto 30-40 kg	25	41.66	18	30.00	22	36.66	29	48.33		

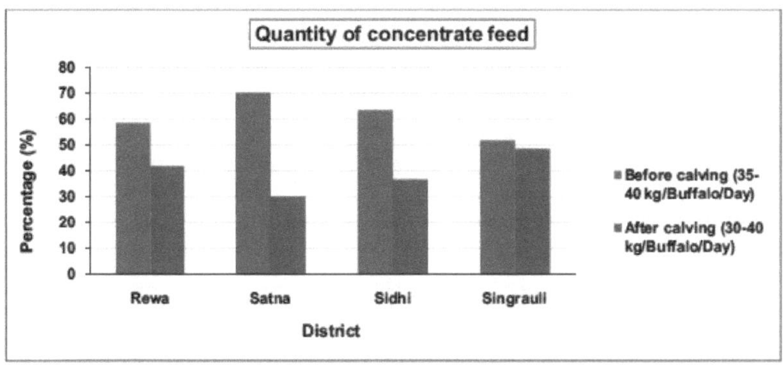

Figura 4.6.1.8 Quantidade de alimentos concentrados fornecidos pelo inquirido aos animais leiteiros

4.6.1.9 Desafio da alimentação

A leitura dos resultados mostrou que a maioria dos inquiridos, cerca de 63,33%, 100,00%, 55,00% e 100,00%, autorizava a alimentação por desafio, enquanto 36,67%, 0,00%, 45,00% e 0,00% dos inquiridos não autorizavam a alimentação por desafio dos seus animais nos distritos de Rewa, Satna, Sidhi e Singrauli, respetivamente (Quadro nº 4.6.1.9 e Figura 4.6.1.9).

Quadro n.º 4.6.1.9 Alimentação desafiante para animais em distritos seleccionados de Madhya Pradesh na criação de gado leiteiro

Categoria	Rewa		Satna		Sidhi		Singrauli		
	N	%	N	%	N	%	N	%	
Desafio da alimentação	38	63.33	60	100.0	33	55.00	60	100.0	
Alimentação sem desafio	22	36.67	0	0.00	27	45.00	0	0.00	

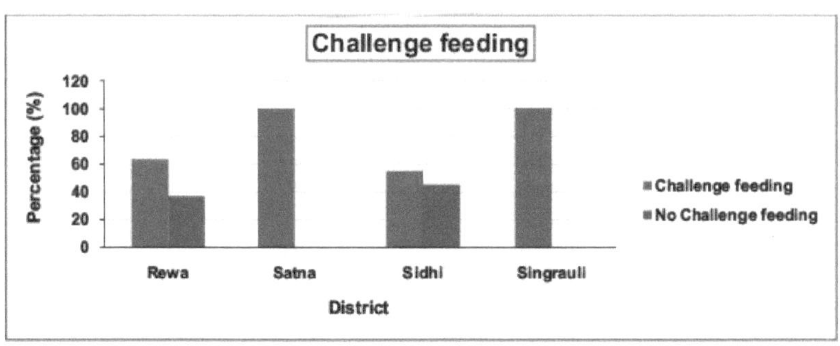

Figura 4.6.1.9 Desafios alimentares adoptados pelo inquirido na produção leiteira

4.6.1.10 Alimentação concentrada com base na norma de alimentação e na quantidade de leite

Os resultados do presente estudo indicaram que a maioria dos inquiridos (53,33%, 100,00%, 83,33% e 100,00%) não seguiu as directrizes relativas à alimentação com ração concentrada, enquanto 46,67%, 0,00%, 16,67% e 0,00% dos inquiridos alimentaram os seus animais de acordo com as directrizes relativas à alimentação com ração concentrada e com ração concentrada, com base na quantidade de leite produzida nos distritos de Rewa, Satna, Sidhi e Singrauli, respetivamente (Quadro n.º 4.6.1.10 e Figura 4.6.1.10).

Estes resultados estão de acordo com os resultados de Dar *et al.* (2017), que referiram que a maioria dos inquiridos (97,75%) não se alimentava de acordo com o nível de produtividade do animal. Resultados contrários a estas conclusões foram relatados por Malik *et al.* (2005), Divekar e Saiyed (2008), Sheikh *et al.* (2011), Sabapara *et al.* (2016) e Kumar *et al.* (2019), que relataram que a maioria dos inquiridos (87,50%) alimentou os seus animais com concentrados com base na sua produção de leite, seguida de uma taxa fixa e apenas muito poucos por cento dos inquiridos alimentaram os seus animais com concentrados sem critérios. Manohar *et al.* (2014) referiram que a maioria dos inquiridos fornecia 1 kg para 2 litros de leite por dia, seguido de 3-5 kg/dia e 2-3 kg por dia a búfalas em lactação.

Quadro n.º 4.6.1.10 Alimentação concentrada com base na norma de alimentação e na quantidade de leite produzida pelos animais em distritos seleccionados de Madhya Pradesh na produção leiteira

Categoria	Rewa		Satna		Sidhi		Singrauli			
	N	%	N	%	N	%	N	%		
Norma de alimentação	28	46.67	0	0.00	10	16.67	0	0.00		
Sem norma de alimentação	32	53.33	60	100.0	50	83.33	60	100.0		

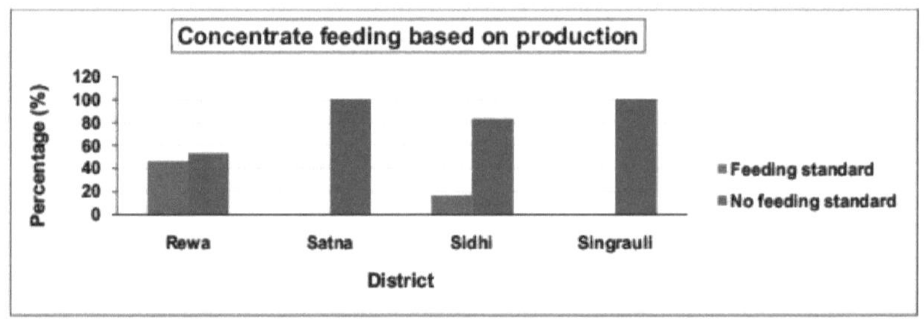

Figura 4.6.1.10 Alimentação concentrada praticada pelos inquiridos com base na produção na exploração leiteira

4.6.1.11 Alimentação de concentrado de novilhas prenhes avançadas

Os presentes resultados revelaram que a maioria dos inquiridos (56,67%, 83,33%, 66,67% e 75,00%) fornece ração concentrada durante o último mês de gestação avançada da novilha, enquanto 38,33%, 16,67%, 16,67% e 25.00% dos inquiridos fornecem alimentos concentrados durante os últimos 15 dias e apenas 5,00%, 0,00%, 16,67% e 0,00% dos inquiridos fornecem alimentos concentrados durante os últimos dois meses nos distritos de Rewa, Satna, Sidhi e Singrauli, respetivamente (Quadro nº 4.6.1.11 e Figura 4.6.1.11).

Esta é uma boa prática adoptada pelos inquiridos porque o desenvolvimento máximo do feto ocorre durante as últimas 6-7 semanas de gravidez. A administração de suplementos adicionais de mistura mineral às fêmeas prenhes indica claramente que os animais produtivos apresentam um melhor desempenho. Isto pode dever-se a um melhor conhecimento científico sobre alimentação entre os criadores de búfalos, apesar dos elevados custos da ração e das misturas minerais, etc. O sistema digestivo dos animais de alta produção está bem familiarizado com a digestão dos concentrados, o que resulta num aumento do peso corporal e numa melhoria da condição corporal dos animais.

Os resultados são apoiados por Chowdhry *et al.* (2006), Rathore e Kachwaha (2009), Sabapara *et al.* (2016), Kumarand Mishra (2011), Kumar *et al.* (2011), Manohar *et al.* (2014) e Kumar *et al.* (2019), que relataram que a maioria dos inquiridos praticava a alimentação de concentrados às suas novilhas prenhes em estado avançado, enquanto uma pequena percentagem dos inquiridos não seguia esta prática. No entanto, Madke *et al.* (2006), Rangamma *et al.* (2013) e Kishore *et al.* (2013) referiram que uma percentagem muito pequena dos inquiridos fornecia concentrados aos seus animais em estado de gestação avançada. Sabapara *et al.* 2016 e Kumar *et al.* (2019) também descobriram que a maioria dos inquiridos praticava a alimentação com concentrados às suas novilhas em gestação avançada durante os últimos 2 meses de gestação, seguidos pelos inquiridos que praticavam a alimentação com concentrados às suas novilhas em gestação avançada durante o último mês e os últimos 15 dias de gestação, respetivamente.

Quadro n.o 4.6.1.11 Alimentação de concentrado a novilhas prenhes em distritos seleccionados de Madhya Pradesh na produção leiteira

Categoria	Rewa		Satna		Sidhi		Singrauli			
	N	%	N	%	N	%	N	%		
Sem alimentação especial	0	0.00	0	0.00	0	0.00	0	0.00		
Nos últimos 15 dias	23	38.33	10	16.67	10	16.67	15	25.00		
No último mês	34	56.67	50	83.33	40	66.67	45	75.00		
Nos últimos dois meses	3	5.00	0	0.00	10	16.67	0	0.00		

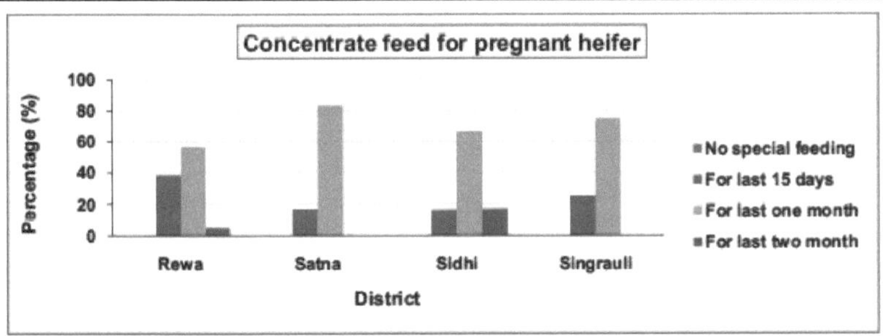

Figura 4.6.1.11 Alimentação concentrada praticada pelo inquirido em explorações leiteiras durante o período de gestação avançada de novilhas
4.6.1.12 Alimentação especial após o parto

O presente estudo mostrou que cerca de 16,67%, 93,33%, 16,67% e 66,67% dos inquiridos praticavam alimentação especial após o parto, enquanto 83,33%, 6,67%, 83,33% e 33,33% dos inquiridos não praticavam qualquer tipo de alimentação especial após o parto nos distritos de Rewa, Satna, Sidhi e Singrauli, respetivamente (Quadro n.º 4.6.1.12 e Figura 4.6.1.12).

A maioria dos inquiridos tinha conhecimentos adequados sobre os cuidados alimentares após o parto. Estes resultados estão de acordo com os resultados de

Divekar e Saiyed (2008), Sabapara *et al.* (2010), Kishore *et al.* (2013) e Kumar *et al.* (2019), que relataram que a maioria dos inquiridos seguiu a alimentação especial após o parto e apenas uma pequena percentagem dos inquiridos não seguiu a prática de alimentação especial após o parto para os seus animais. **Quadro n.º 4.6.1.12 Alimentação especial dos animais após o parto em distritos seleccionados de Madhya Pradesh na produção leiteira**

Categoria	Rewa		Satna		Sidhi		Singrauli			
	N	%	N	%	N	%	N	%		
Alimentação especial	10	16.67	56	93.33	10	16.67	40	66.67		
Sem alimentação especial	50	83.33	4	6.67	50	83.33	20	33.33		

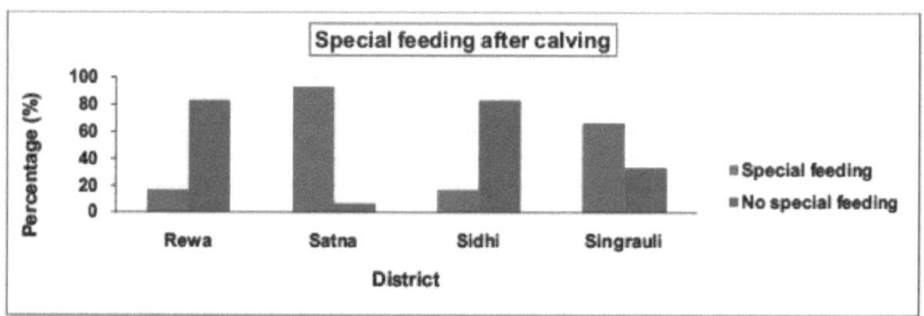

Figura 4.6.1.12 Alimentação especial praticada após o parto pelo inquirido em animais leiteiros

4.6.1.13 Alimentação de sal comum

O resultado do presente estudo indicou que a maioria 50,00%, 93,33%, 80,00% e 73,33% dos inquiridos praticava ocasionalmente a alimentação com sal comum, enquanto 46,67%, 6,67%, 16,67% e 26,67% dos inquiridos não suplementavam sal comum na sua alimentação e apenas alguns 3.33%, 0,00%, 3,33% e 0,00% dos inquiridos suplementaram sal comum por dia na alimentação dos animais nos distritos de Rewa, Satna, Sidhi e Singrauli, respetivamente (Quadro n.º 4.6.1.13 e Figura 4.6.1.13).

Tal pode dever-se ao facto de os produtores de leite não estarem conscientes dos benefícios da alimentação com sal comum. Resultados semelhantes aos presentes foram comunicados anteriormente por Malik *et al.* (2005), Rathore e Kachwaha (2009), Kumar e Mishra (2011) e Kumar *et al.* (2011), que observaram que a maioria dos inquiridos utilizava sal comum como suplemento alimentar. Em contraste com os presentes resultados de Singh *et al.* (2007), Rathore *et al.* (2010) e Sabapara *et al.* (2010), Sabapara *et al.* (2015), Kumar et al. (2019) que relataram que apenas uma pequena percentagem dos inquiridos fornecia regularmente sal extra aos seus animais leiteiros.

Quadro n.o 4.6.1.13 Alimentação dos animais com sal comum em distritos seleccionados de Madhya Pradesh na produção leiteira

Categoria	Rewa		Satna		Sidhi		Singrauli			
	N	%	N	%	N	%	N	%		
Diário	2	3.33	0	0.00	2	3.33	0	0.00		
Ocasional	30	50.00	56	93.33	48	80.00	44	73.33		

| Não suplementar | 28 | 46.67 | 4 | 6.67 | 10 | 16.67 | 16 | 26.67 | | |

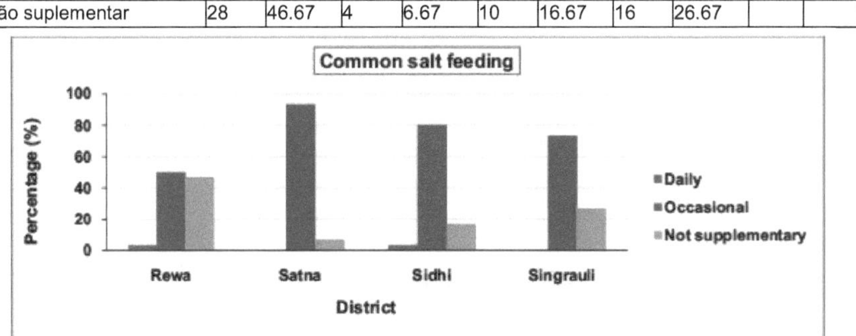

Figura 4.6.1.13 Alimentação comum com sal praticada pelo inquirido em animais leiteiros

4.6.1.14 Alimentação da mistura mineral

O rcsultado do presenle estudo revelou que a maioria 68,33%, 90,00%, 68,33% e 58,33% dos inquiridos praticava ocasionalmente a mistura mineral na alimentação, enquanto 31,67%, 0,00%, 13,33% e 16,67% dos inquiridos não suplementavam a mistura mineral na sua alimentação e 0.00%, 10.00%, 18.33% e 25.00% dos inquiridos suplementaram a mistura mineral por dia na alimentação do animal em Rewa, Satna, Sidhi e Singrauli district respetivamente (Tabela No 4.6.1.14 e Figura 4.6.1.14).

Tal pode dever-se ao facto de os produtores de leite não estarem conscientes dos benefícios da alimentação com mistura mineral e não estarem dispostos a utilizá-la devido ao custo adicional da mistura mineral em que têm de incorrer para a alimentação. Essas descobertas são apoiadas por Chowdhry *et al.* (2006), Rathore e Kachwaha (2009), Rathore *et al.* (2010), Sabapara *et al.* (2010), Aulakh *et al.* (2011) e Rangamma *et al.* (2013) e Sabapara *et al.* (2010), Viswkarma *et al.* (2018) e Kumar *et al.* (2019) relataram que a maioria dos entrevistados forneceu suplementos de mistura mineral para seus animais leiteiros. Resultados contrários a essas descobertas foram relatados anteriormente Madke *et al.* (2006), Singh *et al.* (2007), Kochewad *et al.* (2013), Kishore *et al.* (2013) e Manohar *et al.* (2014) relataram que cerca de uma porcentagem limitada de agricultores forneceu uma mistura mineral suplementar para seus animais, enquanto a maioria não seguiu essa prática.

Quadro n.o 4.6.1.14 Alimentação dos animais com uma mistura de minerais em distritos seleccionados de Madhya Pradesh na produção leiteira

Categoria	Rewa		Satna		Sidhi		Singrauli			
	N	%	N	%	N	%	N	%		
Diário	0	0.00	6	10.00	11	18.33	15	25.00		
Ocasional	41	68.33	54	90.00	41	68.33	35	58.33		
Não suplementar	19	31.67	0	0.00	8	13.33	10	16.67		

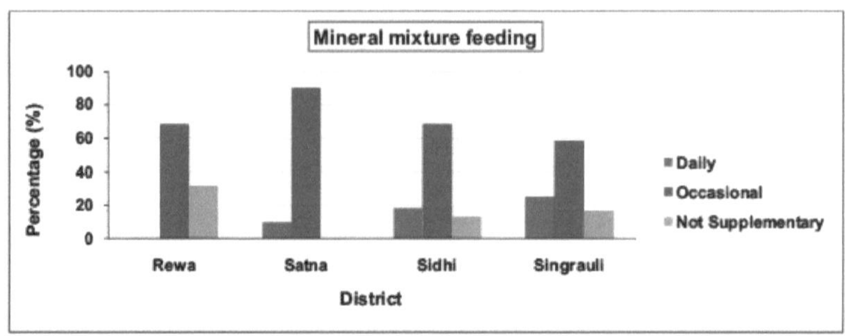

Figura 4.6.1.14 Alimentação com mistura mineral praticada pelo inquirido em animais leiteiros

4.6.1.15 Fontes de água potável

A leitura do presente resultado mostrou que cerca de 95,00%, 58,33%, 16,67% e 41,67% dos inquiridos dependiam de um poço tubular para beber água em animais, enquanto 5,00%, 0,00%, 76,67% e 0,00% dos inquiridos dependiam de um poço e 0.00%, 41,67%, 0,00% e 76,67% dos inquiridos dependiam de bomba manual como fontes de água potável em Rewa, Satna, Sidhi e distrito de Singrauli, respetivamente (Tabela No 4.6.1.15 e Figura 4.6.1.15).

No entanto, resultados contrários a essas descobertas foram relatados anteriormente por Malik *et al.* (2005), Singh *et al.* (2007), Sabapara *et al.* (2010) e Kumar *et al.* (2019), que relataram que a maioria dos entrevistados dependia da bomba manual, seguida de poços perfurados e canal como fonte de água potável para seus animais leiteiros.

Quadro n.º 4.6.1.15 Fontes de água potável para os animais em distritos seleccionados de Madhya Pradesh em explorações leiteiras

Categoria	Rewa		Satna		Sidhi		Singrauli			
	N	%	N	%	N	%	N	%		
Bem	3	5.00	0	0.00	46	76.67	0	0.00		
Poço tubular	57	95.00	35	58.33	10	16.67	25	41.67		
Rio	0	0.00	0	0.00	4	6.67	0	0.00		
Outros (bomba manual)	0	0.00	25	41.67	0	0.00	35	58.33		

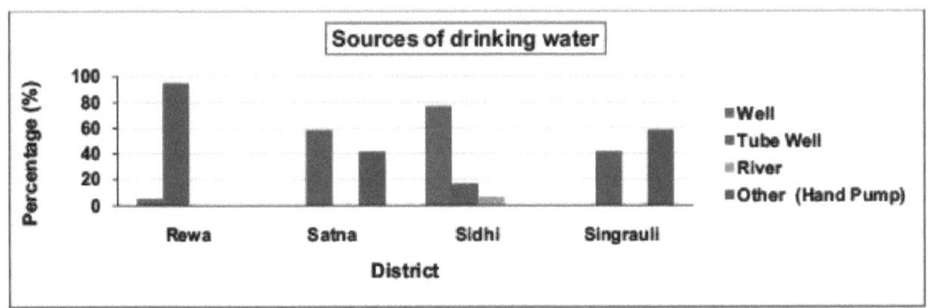

Figura 4.6.1.15 Fontes de água potável adoptadas pelo inquirido na produção de leite

5 RESUMO, CONCLUSÃO E SUGESTÕES PARA TRABALHOS FUTUROS

A pecuária desempenha um papel fundamental na economia, especialmente num país como a Índia. A criação de animais e a produção de lacticínios, juntamente com a agricultura, continuam a ser parte integrante da vida humana desde há séculos. Estas actividades contribuíram não só para o cabaz alimentar e a força dos animais de tração, mas também para a manutenção do equilíbrio ecológico. Este sector desempenha um papel significativo na criação de emprego remunerado no sector rural, especialmente entre os sem terra, os pequenos agricultores e as mulheres, além de fornecer alimentos baratos e nutritivos a milhões de pessoas. Os búfalos contribuem com mais de um terço da produção total de leite na Ásia e são o segundo maior produtor de leite do mundo.

O búfalo é um dos animais domésticos mais importantes, não só fornece leite mas também é utilizado como animal de tração. [st]O búfalo é a maior promessa para a segurança alimentar e o desenvolvimento sustentável no século XXI, uma vez que estes animais são parte integrante do sistema agrícola típico. Na Índia, o búfalo é a espinha dorsal da economia rural na maioria dos estados do nosso país, com algumas excepções aqui e ali. É a base da produção de manteiga e ghee. Para além disso, o búfalo é também considerado mais útil devido ao maior teor de gordura do seu leite, para além da sua capacidade de utilizar os subprodutos agrícolas de forma mais eficiente. Basicamente, a produção e a produtividade do leite dependem de quatro dimensões das práticas de criação animal, ou seja, reprodução, alimentação, cuidados sanitários e práticas de gestão. No entanto, os cuidados de saúde, nomeadamente a eficiência produtiva e reprodutiva dos animais leiteiros, são a espinha dorsal da produção leiteira.

Embora o estado de MP seja o líder na produção de leite no país, a produção de leite por animal é muito baixa. Este facto exige mais esforços para aumentar a capacidade de produção de leite dos animais. As principais razões subjacentes a esta situação são: a falta de utilização de práticas científicas de produção leiteira, a não disponibilidade de sementes de forragem melhoradas durante todo o ano e a não disponibilidade de serviços de saúde veterinária, etc. Além disso, o baixo potencial genético e a má nutrição foram também considerados como as principais causas da baixa produtividade. Os principais problemas relacionados com a criação de búfalos são: idade tardia de maturidade, intervalo de partos longo e cio silencioso. Se os criadores de búfalos adoptarem corretamente as práticas de criação, alimentação e outras práticas de gestão, será possível atingir o nível desejado de produção de leite. Tendo em conta estes aspectos, foi realizado um estudo intitulado "Buffalo Husbandry Practices among Dairy Farmers in Rewa District of Madhya Pradesh" (Práticas de criação de búfalos pelos produtores de leite do distrito de Rewa, Madhya Pradesh), com os seguintes objectivos específicos

* Vigilância e documentação das práticas de gestão existentes no sector dos búfalos.
* Investigação da saúde e do estado nutricional dos búfalos durante o período de transição em condições de campo.

O presente estudo foi efectuado em Rewadivision de Madhya Pradesh. A divisão de Rewa abrange os distritos de Rewa, Satna, Sidhi e Singrauli. Foram seleccionados aleatoriamente três tehsils de cada distrito identificado. De cada tehsil selecionado, foram seleccionadas aleatoriamente duas aldeias, o que significa que foram seleccionadas seis aldeias no total. Em cada aldeia selecionada, foi elaborada uma lista de produtores de leite com base na posse de terras e na dimensão do rebanho, tendo sido seleccionados apenas os produtores de leite que, na altura do inquérito, tinham mais de 50% de búfalos no seu rebanho e tinham completado pelo menos uma lactação. Em cada aldeia, foram seleccionados proporcionalmente 10 produtores de leite da lista preparada. Assim, o estudo abrangeu um total de 240 produtores de leite da área de estudo. Após a seleção das aldeias, foi realizado um inquérito preliminar nas aldeias seleccionadas para conhecer o número total de produtores que praticam a produção de leite. Os dados foram recolhidos pessoalmente através de um programa de entrevistas bem estruturado e pré-testado. Na análise dos dados, foram utilizados instrumentos e técnicas estatísticos adequados, como a frequência e a percentagem, a fim de tirar conclusões significativas.

5.1 SUMÁRIO

5.1.1 Perfil sócio-pessoal e económico

❖ Verificou-se que a maioria dos inquiridos (46,67%, 58,33%, 48,33% e 73,33%) se encontrava na faixa etária média (36-50 anos) nos distritos de Rewa, Satna, Sidhi e Singrauli, respetivamente.

❖ Observou-se que a maioria dos inquiridos, cerca de 73,33%, 58,33%, 63,33% e 70,00%, tinha uma família de dimensão média (5 a 7 membros da família) nos distritos de Rewa, Satna, Sidhi e Singrauli, respetivamente.

❖ Os resultados revelaram que cerca de 20,00%, 33,33%, 18,33% e 66,67% dos inquiridos não tinham instrução (analfabetos) nos distritos de Rewa, Satna, Sidhi e Singrauli, respetivamente.

❖ Verificou-se que a maioria dos inquiridos, cerca de 100,00%, 63,33%, 53,33% e 55,00%, tinha um baixo nível de participação social nos distritos de Rewa, Satna, Sidhi e Singrauli, respetivamente.

❖ Quase todos os inquiridos (100,00%) tinham menos de 5 anos (baixo <5) de experiência na produção leiteira nos distritos de Rewa, Satna, Sidhi e Singrauli, respetivamente.

❖ Observou-se que a maioria dos inquiridos, cerca de 70,00%, 53,33%, 81,67% e 100,00%, trabalhavam em actividades diferentes da criação de búfalos nos distritos de Rewa, Satna, Sidhi e Singrauli, respetivamente.

❖ Verificou-se que cerca de 40,00%, 28,33%, 76,67% e 40,00% dos inquiridos tinham uma pequena dimensão (menos de 5 búfalos) nos distritos de Rewa, Satna, Sidhi e Singrauli, respetivamente.

❖ A maioria dos inquiridos (81,67%, 41,67%, 66,67% e 50,00%) tinha rendimentos baixos (Rs<40000) nos distritos de Rewa, Satna, Sidhi e Singrauli, respetivamente.

❖ Os resultados revelaram que a maioria dos inquiridos, cerca de 91,67%, 95,00%, 81,67% e 91,67%, obteve informações relacionadas com a criação de gado leiteiro junto de vizinhos nos distritos de Rewa, Satna, Sidhi e Singrauli, respetivamente.

❖ Todos os inquiridos (100,00%) não dispunham de qualquer exposição/funcionamento dos meios de comunicação social nos distritos de Rewa, Satna, Sidhi e Singrauli, respetivamente.

❖ Verificou-se que cerca de 21,67%, 6,67% e 65,00% dos inquiridos eram agricultores marginais nos distritos de Rewa, Satna, Sidhi e Singrauli, respetivamente.

❖ A maioria dos inquiridos (81,67%, 53,33%, 31,67% e 81,67%) tinha um baixo nível de produção de leite (<8 litros/dia) nos distritos de Rewa, Satna, Sidhi e Singrauli, respetivamente.

5.1.2 Práticas de reprodução

❖ Os resultados revelaram que a maioria dos inquiridos (66,67%, 56,67%, 70,00% e 78,33%) utilizou o método científico de I.A. para criar os seus animais leiteiros nos distritos de Rewa, Satna, Sidhi e Singrauli, respetivamente.

❖ Verificou-se que cerca de 71,67%, 53,33%, 0,00% e 35,00% dos inquiridos permitiram que as suas fêmeas se reproduzissem através de I.A. ou S.N. a meio do período de cio nos distritos de Rewa, Satna, Sidhi e Singrauli, respetivamente.

❖ A maioria dos inquiridos, cerca de 66,67%, 70,00%, 71,67% e 75,00%, cria as suas búfalas 90 dias após o parto nos distritos de Rewa, Satna, Sidhi e Singrauli, respetivamente.

❖ Os resultados revelaram que a maioria dos inquiridos, cerca de 58,33%, 66,67%, 66,67% e 46,67%, dependia do hospital veterinário para a reprodução após o parto nos distritos de Rewa, Satna, Sidhi e Singrauli, respetivamente.

❖ Verificou-se que a maioria dos inquiridos, 55,00 %, 50,00%, 66,67% e 66,67%, dependia do hospital veterinário para a I.A. nos distritos de Rewa, Satna, Sidhi e Singrauli, respetivamente.

❖ A maioria dos inquiridos (50,00%, 65,00%, 65,00% e 56,67%) adoptou a inseminação única por conceção bem sucedida nos distritos de Rewa, Satna, Sidhi e Singrauli, respetivamente.

❖ Os resultados revelaram que a maioria dos inquiridos (60,00%, 60,00%, 80,00% e 83,33%) admitiu que os animais concebiam no verão nos distritos de Rewa, Satna, Sidhi e Singrauli, respetivamente.

❖ Verificou-se que a maioria dos inquiridos (88,33%, 83,33%, 60,00% e 66,67%) não recebeu qualquer ajuda de um veterinário durante o parto nos distritos de Rewa, Satna, Sidhi e Singrauli, respetivamente.

❖ A maioria dos inquiridos (95,00%, 98,33%, 78,33% e 100,00%) não mantinha registos de reprodução dos seus animais leiteiros nos distritos de Rewa, Satna, Sidhi e Singrauli, respetivamente.

❖ Observou-se que a maioria dos inquiridos, 68,33%, 70,00%, 83,33% e 78,33%, serve a I.A. para os búfalos disponíveis no seu local de trabalho nos distritos de Rewa, Satna, Sidhi e Singrauli, respetivamente.

5.1.3 Práticas de alimentação

❖ Os resultados revelaram que a maioria dos inquiridos, cerca de 78,33%, 51,67%, 21,67% e 48,33%, alimentava os animais em grupo nos distritos de Rewa, Satna, Sidhi e Singrauli, respetivamente.

❖ Observou-se que a maioria dos inquiridos, cerca de 86,67%, 90,00%, 75,00% e 80,00%, praticava o sistema de alimentação em estábulo nos distritos de Rewa, Satna, Sidhi e Singrauli, respetivamente

❖ A maioria dos inquiridos (cerca de 68,33%, 38,33%, 80,00% e 40,00%) cultivava forragens verdes para a alimentação dos animais nos distritos de Rewa, Satna, Sidhi e Singrauli, respetivamente.

❖ Observou-se que a maioria dos inquiridos, cerca de 81,67%, 78,33%, 83,33% e 73,33%, depende de forragens secas cultivadas em casa para a alimentação dos animais nos distritos de Rewa, Satna, Sidhi e Singrauli, respetivamente.

❖ Verificou-se que a maioria dos produtores, cerca de 70,00%, 76,67%, 78,33% e 80,00%, ofereceu forragem triturada em vez de forragem de ração nos distritos de Rewa, Satna, Sidhi e Singrauli, respetivamente.

❖ Observou-se que cerca de 40,00%, 6,67%, 15,00% e 15,00% dos inquiridos dependem de ingredientes caseiros para alimentar os animais nos distritos de Rewa, Satna, Sidhi e Singrauli, respetivamente.

❖ A maioria dos agricultores, cerca de 88,33%, 100,00%, 81,67% e 100,00%, dispunha de um abastecimento adequado de forragens nos distritos de Rewa, Satna, Sidhi e Singrauli, respetivamente.

❖ Verificou-se que cerca de 56,67%, 63,33%, 48,33% e 66,67% dos inquiridos alimentavam os animais de forma grosseira nos distritos de Rewa, Satna, Sidhi e Singrauli, respetivamente.

❖ Os resultados revelaram que a maioria dos inquiridos, cerca de 91,67%, 100,00%, 55,00% e 100,00%, segue o conceito de padrão alimentar baseado na quantidade de leite produzida pelos animais nos distritos de Rewa, Satna, Sidhi e Singrauli, respetivamente.

❖ A maioria dos inquiridos, cerca de 68,33%, 100,00%, 66,67% e 100,00%, fornece uma ração com suplemento de concentrado (alimentação por desafio) aos animais nos distritos de Rewa, Satna, Sidhi e Singrauli, respetivamente.

❖ Verificou-se que cerca de 33,33%, 100,00%, 73,33% e 100,00% dos inquiridos praticavam ocasionalmente a alimentação dos seus animais com sal comum nos distritos de Rewa, Satna, Sidhi e Singrauli, respetivamente.

❖ Os resultados revelaram que, na sua maioria, cerca de 65,00%, 65,00%, 66,67% e 66,67% dos inquiridos não praticavam a alimentação diária dos animais com misturas minerais nos distritos de Rewa, Satna, Sidhi e Singrauli, respetivamente.

❖ Observou-se que a maioria dos inquiridos, cerca de 93,33%, 93,33%, 78,33% e 78,33%, depende do poço tubular como fonte de água potável para os animais nos distritos de Rewa, Satna, Sidhi e Singrauli, respetivamente.

5.1.4 Práticas de alojamento

❖ Os resultados revelaram que a maioria dos inquiridos, cerca de 80,00%, 66,67%, 76,67% e 70,00%, seguia o tipo de alojamento em grupo para os animais nos distritos de Rewa, Satna, Sidhi e Singrauli, respetivamente.

❖ Observou-se que a maioria dos inquiridos, cerca de 85,00%, 100,00%, 86,67% e 100,00%, seguia o tipo de alojamento solto para os animais nos distritos de Rewa, Satna, Sidhi e Singrauli, respetivamente.

❖ Os presentes resultados revelaram que cerca de 100,00%, 0,00%, 100,00% e 0,00% dos inquiridos seguiram a disposição em fileira única, enquanto nenhum dos inquiridos seguiu a disposição em fileira dupla no estábulo dos animais nos distritos de Rewa, Satna, Sidhi e Singrauli, respetivamente.

❖ Observou-se que a maioria dos inquiridos, cerca de 61,67%, 93,33%, 81,67% e 95,00%, utilizava pavimentos de barro nos estábulos dos animais em Rewa, Satna, Sidhi e Singrauli, respetivamente.

❖ A maioria dos inquiridos, cerca de 85,00%, 100,00%, 81,67% e 100,00%, utilizou colmo como material de cobertura para os estábulos dos animais nos distritos de Rewa, Satna, Sidhi e Singrauli, respetivamente.

❖ Os resultados revelaram que a maioria dos inquiridos, cerca de 93,33%, 100,00%, 95,00% e 100,00%, tinha um nível satisfatório de ventilação nos estábulos dos animais em Rewa, Satna, Sidhi e Singrauli, respetivamente.

❖ Observou-se que a maioria dos inquiridos, cerca de 93,33%, 100,00%, 78,33% e 100,00%, tinha um nível satisfatório de drenagem nos estábulos dos animais em Rewa, Satna, Sidhi e Singrauli, respetivamente.

❖ Os presentes resultados revelaram que a maioria dos inquiridos, cerca de 63,33%, 100,00%, 81,67% e 100,00%, limpava o estábulo dos animais sempre que necessário nos distritos de Rewa, Satna, Sidhi e Singrauli, respetivamente.

❖ O presente inquérito mostrou que a maioria dos estábulos tinha sombra de árvores nos distritos de Rewa, Satna, Sidhi e Singrauli, respetivamente, cerca de 60,00%, 83,33%, 60,00% e 66,67%.

❖ O presente estudo mostrou que a maioria dos animais, cerca de 93,33%, 80,00%, 78,33% e 70,00%, avaliou a sua alimentação numa manjedoura de tamanho adequado nos distritos de Rewa, Satna, Sidhi e Singrauli, respetivamente.

❖ Constatou-se que a maioria dos inquiridos, cerca de 76,6%, 80,00%, 68,33% e 76,67%, dava de beber aos búfalos através de um bebedouro no estábulo dos animais nos distritos de Rewa, Satna, Sidhi e Singrauli, respetivamente.

❖ Os presentes resultados revelaram que cerca de 25,00%, 100,00%, 33,33% e 100,00% dos inquiridos não dispunham de iluminação nos estábulos dos animais nos distritos de Rewa, Satna, Sidhi e Singrauli, respetivamente.

5.1.5 Práticas de cuidados de saúde

❖ Observou-se que a maioria dos inquiridos, cerca de 83,33%, 96,67%, 66,67% e 96,67%, dispunha de instalações veterinárias adequadas para os animais nos distritos de Rewa, Satna, Sidhi e Singrauli, respetivamente.

❖ Os presentes resultados revelaram que a maioria dos inquiridos, cerca de 70,00%, 83,33%, 81,67% e 80,00%, vacinava regularmente os búfalos nos distritos de Rewa, Satna, Sidhi e Singrauli, respetivamente.

❖ A leitura dos resultados revelou que 8,33%, 6,66%, 6,66% e 5,00% dos inquiridos vacinaram os seus búfalos contra a doença BQ+HS+FMD nos distritos de Rewa, Satna, Sidhi e Singrauli, respetivamente.

❖ O isolamento/segregação dos animais doentes/doentes dos animais sãos não foi adotado pela maioria dos produtores de leite de 98,33%, 91,67%, 90,00% e 96,67%, respetivamente, nos distritos de Rewa, Satna, Sidhi e Singrauli.

❖ O presente estudo revelou que a maioria dos agricultores, cerca de 83,33%, 100,00%, 65,00% e 100,00%, tinha recebido o serviço de veterinário (serviço de cuidados de saúde animal) do departamento de criação de animais.

❖ No presente estudo, a maioria dos inquiridos (96,67%, 56,67%, 85,00% e 43,33%) não praticava a desparasitação dos vitelos nos distritos de Rewa, Satna, Sidhi e Singrauli, respetivamente.

❖ Observou-se que a maioria dos inquiridos (58,33%, 100,00%, 60,00% e 100,00%) aplicava pesticidas para controlar os ofectoparasitas (carraças e ácaros) nos estábulos dos animais nos distritos de Rewa, Satna, Sidhi e Singrauli, respetivamente.

❖ Os presentes resultados revelaram que a maioria dos inquiridos, cerca de 100,0%, 53,33%, 66,67% e 50,00%, praticava a desinfeção do cordão umbilical do vitelo após o parto nos distritos de Rewa, Satna, Sidhi e Singrauli, respetivamente.

❖ Os presentes resultados revelaram que a maioria dos inquiridos, cerca de 98,33%, 100,00%, 91,67% e 100,00%, vendem os vitelos machos para fins de tração nos distritos de Rewa, Satna, Sidhi e Singrauli, respetivamente.

❖ Também se observou que a maioria dos inquiridos, cerca de 96,67%, 61,67%, 95,00% e 56,67%, não separava as búfalas prenhes da manada nos distritos de Rewa, Satna, Sidhi e Singrauli, respetivamente.

5.1.6. Estado nutricional durante o período de transição

❖ Os resultados revelaram que cerca de 66,67%, 53,33%, 31,67% e 26,67% dos inquiridos alimentavam os seus animais em grupo nos distritos de Rewa, Satna, Sidhi e Singrauli, respetivamente

❖ Observou-se que a maioria dos inquiridos alimentava os seus animais com forragens verdes cultivadas em casa nos distritos de Rewa, Satna, Sidhi e Singrauli, respetivamente.

❖ Os presentes resultados revelaram que cerca de 10,00%, 5,00%, 18,33% e 13,33% dos inquiridos alimentavam os seus animais com forragens secas compradas nos distritos de Rewa, Satna, Sidhi e Singrauli, respetivamente.

❖ Observou-se que a maioria dos inquiridos, cerca de 91,67%, 93,33%, 81,67% e 86,67%, dispunha de um abastecimento adequado de forragens nos distritos de Rewa, Satna, Sidhi e Singrauli, respetivamente.

❖ A leitura dos resultados mostrou que a maioria dos inquiridos, cerca de 63,33%, 58,33%, 71,67% e 68,33%, utilizou a forragem depois de triturada para os animais nos distritos de Rewa, Satna, Sidhi e Singrauli, respetivamente.

❖ Os presentes resultados mostraram que cerca de 41,67%, 53,33%, 30,00% e 41,67% dos inquiridos alimentavam os seus animais com rações concentradas de tipo caseiro nos distritos de Rewa, Satna, Sidhi e Singrauli, respetivamente

❖ Quanto ao método de fornecimento de alimentos concentrados, a maioria dos inquiridos, cerca de 66,67%, 71,67%, 48,33% e 58,33%, fornece alimentos concentrados juntamente com alimentos grosseiros nos distritos de Rewa, Satna, Sidhi e Singrauli, respetivamente.

❖ O resultado do presente estudo indicou que a maioria dos inquiridos (58,33%, 70,00%, 63,33% e 51,66%) fornecia alimentos concentrados (35-40 kg/dia/búfalo) aos búfalos antes do parto nos distritos de Rewa, Satna, Sidhi e Singrauli, respetivamente.

❖ A leitura dos resultados mostrou que a maioria dos inquiridos, cerca de 63,33%, 100,00%, 55,00% e 100,00%, autorizou a alimentação por desafio nos distritos de Rewa, Satna, Sidhi e Singrauli, respetivamente.

❖ O resultado do presente estudo indicou que a maioria dos inquiridos (53,33%, 100,00%, 83,33% e 100,00%) não seguiu as directrizes relativas à alimentação do vitelo com base na quantidade de leite produzido nos distritos de Rewa, Satna, Sidhi e Singrauli, respetivamente.

❖ Os presentes resultados revelaram que a maioria dos inquiridos (56,67%, 83,33%, 66,67% e 75,00%) fornece ração concentrada durante o último mês de gestação avançada de novilhas nos distritos de Rewa, Satna, Sidhi e Singrauli, respetivamente.

❖ O presente estudo mostrou que cerca de 16,67%, 93,33%, 16,67% e 66,67% dos inquiridos praticavam uma alimentação especial após o parto nos distritos de Rewa, Satna, Sidhi e Singrauli, respetivamente.

❖ O resultado do presente estudo indicou que a maioria dos inquiridos (50,00%, 93,33%, 80,00% e 73,33%) praticava ocasionalmente a alimentação dos animais com sal comum nos distritos de Rewa, Satna, Sidhi e Singrauli, respetivamente.

❖ O resultado do presente estudo revelou que a maioria dos inquiridos, 68,33%, 90,00%, 68,33% e

58,33%, praticava ocasionalmente a mistura mineral na alimentação dos animais nos distritos de Rewa, Satna, Sidhi e Singrauli, respetivamente.

❖ A leitura dos presentes resultados mostrou que cerca de 95,00%, 58,33%, 16,67% e 41,67% dos inquiridos dependiam de um poço tubular para beber água em animais nos distritos de Rewa, Satna, Sidhi e Singrauli, respetivamente.

5.1.7 Estado de saúde durante o período de transição

❖ A incidência da doença ocorre durante o período de transição na maioria78,33%, 100,00%,85,00% e 100,00% dos animais nos distritos de Rewa, Satna, Sidhi e Singrauli, respetivamente.

❖ No caso da necessidade de assistência durante o parto, a maioria dos inquiridos (93,33%, 98,33%, 81,67% e 91,67%) não precisou de assistência durante o parto dos animais nos distritos de Rewa, Satna, Sidhi e Singrauli, respetivamente.

❖ Os resultados revelaram que a maioria dos animais, cerca de 100,00%, 100,00%, 100,00% e 80,00%, tinha corrimento vaginal após 14 dias nos distritos de Rewa, Satna, Sidhi e Singrauli, respetivamente.

❖ No presente estudo, a maioria dos agricultores, cerca de 83,33%, 100,00%, 83,33% e 100,00%, praticou diferentes medidas de controlo dos ectoparasitas nos distritos de Rewa, Satna, Sidhi e Singrauli, respetivamente.

❖ No presente estudo, quase todos os inquiridos (100,00%) praticavam diferentes medicamentos anti-helmínticos para controlar os endoparasitas nos distritos de Rewa, Satna, Sidhi e Singrauli.

❖ O presente estudo revelou que cerca de 40,00%, 75,00%, 70,00% e 61,67% dos agricultores praticavam diferentes medidas para higienizar o barracão nos distritos de Rewa, Satna, Sidhi e Singrauli, respetivamente.

❖ No que se refere à separação das búfalas prenhes do rebanho, a maioria dos inquiridos (93,33%, 100,00%, 40,00% e 100,00%) praticava a separação das búfalas prenhes do rebanho nos distritos de Rewa, Satna, Sidhi e Singrauli, respetivamente.

5.2 CONCLUSÕES

5.2.1 Perfil sócio-pessoal e económico

Os resultados revelaram que a maioria dos inquiridos se encontrava na faixa etária média (36-50 anos) e tinha uma família de tamanho médio (5 a 7 membros), juntamente com um baixo nível de rendimento e uma baixa participação social. A maioria dos agricultores tinha menos de 5 anos de experiência na criação de gado leiteiro e não tinha qualquer exposição aos meios de comunicação social. Eram agricultores marginais com pequena dimensão (menos de 5 búfalos) e uma percentagem menor de inquiridos não tinha educação (analfabetos).

5.2.2 Práticas de reprodução

Observou-se que a maioria dos inquiridos utilizava o método científico de I.A. para a reprodução dos seus animais leiteiros e reproduzia as suas búfalas 90 dias após o parto. Dependem do Hospital Veterinário para a reprodução após o parto e a maioria adota uma única inseminação por conceção bem sucedida. A maioria dos inquiridos reproduz os seus animais através de I.A. ou S.N. no meio do período de calor na estação do verão e não mantém registos de reprodução dos seus animais leiteiros.

5.2.3 Práticas de alimentação

O resultado do presente estudo indicou que a maioria dos inquiridos praticava o sistema de alimentação em estábulo e em grupo para alimentar os animais. A maior parte deles cultivava forragens verdes e oferecia forragens trituradas. Os agricultores dependiam de forragens secas cultivadas em casa e de ingredientes alimentares caseiros. A maioria dos agricultores tinha um fornecimento adequado de forragem, ração concentrada suplementar (alimentação por desafio) e seguia o conceito de padrão alimentar baseado na quantidade de leite produzida para os animais. Os inquiridos praticavam ocasionalmente a alimentação dos seus animais com sal comum, mas não praticavam a alimentação diária dos animais com misturadores minerais e dependiam sobretudo do poço tubular como fonte de água potável para os animais.

5.2.4 Práticas de alojamento

O presente resultado mostrou que a maioria dos inquiridos seguiu o tipo de alojamento de animais solto, com chão de lama e materiais de telhado de colmo para o barracão dos animais. Os inquiridos seguiram a disposição em fila única, enquanto nenhum deles seguiu a disposição em fila dupla no abrigo dos animais. A maioria dos estábulos dos animais tinha um nível satisfatório de ventilação, drenagem e sombra das árvores. Os agricultores davam de beber aos búfalos através de um bebedouro e avaliavam a sua alimentação numa manjedoura de tamanho adequado no estábulo dos animais. A maioria dos inquiridos limpava o estábulo dos animais sempre que necessário e não dispunha de iluminação no estábulo.

5.2.5 Práticas de cuidados de saúde

Observou-se que a maioria dos inquiridos dispunha de instalações veterinárias adequadas e procedia à vacinação regular dos búfalos, mas o isolamento/segregação dos animais doentes/doentes dos saudáveis e das búfalas prenhes do rebanho não era adotado por eles. A maioria dos inquiridos aplicava pesticidas para controlar os parasitas (carraças e ácaros) no estábulo e também praticava a desinfeção do umbigo dos vitelos após o parto, mas não praticava a desparasitação dos vitelos. Verificou-se também que os inquiridos vendem os seus vitelos machos para fins de tração.

5.2.6 Estado nutricional durante o período de transição

Os presentes resultados revelaram que a maioria dos inquiridos fornecia aos seus animais uma mistura caseira de alimentos concentrados juntamente com forragens grosseiras, também forneciam alimentos concentrados (35-40 kg/dia/búfalo) aos búfalos antes do parto e praticavam uma alimentação especial após o parto.

5.2.7Estado de saúde durante o período de transição

Os resultados revelaram que a incidência da doença ocorre durante o período de transição para a maioria dos animais e que estes apresentam corrimento vaginal após 14 dias. Observou-se também que a maioria dos inquiridos não necessitava de qualquer assistência durante o parto dos animais e que praticavam diferentes medidas de higienização do pavilhão. Os agricultores também utilizaram diferentes medicamentos anti-helmínticos para controlar os endoparasitas e adoptaram diferentes medidas para controlar os ectoparasitas durante o período de transição.

5.3 IMPLICAÇÕES DO ESTUDO

❖ O presente estudo revelou que a maioria dos produtores de leite possuía um fraco nível de conhecimentos em diferentes domínios das práticas de criação de búfalos. Para melhorar os seus conhecimentos, é necessário um programa educativo que dê a máxima ênfase às necessidades sentidas pelos produtores de leite em matéria de práticas de criação de búfalos. Deve incluir uma variedade de métodos de ensino informais, programas de formação de curta duração, demonstrações e a utilização do potencial máximo da exposição nos meios de comunicação social.

❖ Verificou-se também que a adoção global das práticas recomendadas de criação de búfalos era média. A adoção de práticas de cuidados de saúde foi inferior à de outros aspectos. Assim, devem ser organizados campos de sensibilização e programas de formação sobre práticas de cuidados de saúde, de modo a que a saúde animal possa ser melhorada e mantida.

❖ Verificou-se também que a falta de sensibilização dos inquiridos durante o período de transição, pelo que é necessário sensibilizar os produtores de leite para o estado nutricional e de saúde durante o período de transição, a fim de melhorar o desempenho dos búfalos.

❖ O departamento de criação de animais deveria tomar disposições para fornecer vacinas como medida preventiva a uma taxa subsidiada, de modo a que a vacinação na zona pudesse ser efectuada atempadamente.

❖ Deve ser introduzida uma unidade veterinária móvel em cada quarteirão para fornecer tratamentos veterinários à porta.

É necessário reforçar a competência do pessoal para-veterinário para desempenhar eficazmente as funções de AI, a nível das aldeias, proporcionando-lhes formação orientada para as competências. Os resultados do estudo podem ser úteis para os responsáveis pelo planeamento, os decisores políticos e os académicos.

5.4 SUGESTÕES PARA INVESTIGAÇÃO FUTURA

Com base nos resultados e nas experiências do presente estudo, foram identificadas as seguintes áreas em que poderá ser contemplada investigação adicional.

❖ Pode ser feito um estudo aprofundado e/ou comparativo sobre o conhecimento e a adoção das práticas recomendadas de criação de búfalos entre os produtores de leite das diferentes áreas de estudo.

❖ Um estudo semelhante pode ser realizado noutras zonas do país com a inclusão de mais variáveis.

❖ Pode ser efectuado um estudo sobre as necessidades de formação dos produtores de leite sobre as práticas recomendadas de criação de búfalos.

REFERÊNCIAS

Ahirwar, R.R., Ashok, S. e Qureshi, M.I. (2010). Um estudo das práticas de gestão do búfalo de água *(Bubalus bubalis)* na Índia. *Buffalo Bulletin.* 29(1): 43-46.

Ahiwar, R.R., Nanavati, S. e Nayak, N.K. (2009). Studies on housing management of buffaloes under rural and urban areas of Indore district of Madhya Pradesh. *Indian Journal ofField Veterinarian.* 5(3): 41-43.

Akila, N. e Senthilvel, K. (2012). Situação da criação de gado leiteiro no distrito de Karur, em Tamil Nadu. *Revista indiana de pesquisa animal.* 46(4): 401-403.

Atkare, V.G., Khupse, S.M. e Darade, R. (2016). Práticas de alimentação e gestão adoptadas pelos proprietários locais de búfalos de leite em condições de campo de Gadchiroli tahsil. *O Jornal Asiático de Ciência Animal.* 11(2): 154-168.

Atreya, S., Singh, P., Kumar, S., Kumar, M., Prasad, K. e Kishore, K. (2018). Perfil socioeconómico dos produtores de leite no distrito de Sultanpur de Uttar Pradesh. *Revista Internacional de Ciências Agrícolas.* 10(12): 6368-6372.

Aulakh, G.S e Rajbir. S. (2012). Adoção das práticas de gestão recomendadas pelos proprietários de búfalos. *Jornal indiano de ciência do leite.* 65(5): 431-434.

Aulakh, G.S., Yadav, J.S. e Singh, R. (2011). Um estudo sobre a adoção das práticas alimentares recomendadas pelos proprietários de búfalos do Punjab. *Indian Journal ofAnimal Sciences.* 81(6): 631-633.

Bainwad, D.V., Deshmukh, B.R., Thombre, B.M., Chauhan, D.S. (2007). Práticas de alimentação e de gestão adoptadas pelos criadores de búfalos na zona da bacia hidrográfica. *Indian Journal of Animal Research.* 41(1): 68-70.

Bais, B. e Singh, D.M. (2013). Práticas de gestão de criação de bezerros de búfalo existentes no distrito de Jaipur de Rajasthan na Índia. *Journal ofVeterinary Sciences and Technology.* 4(4): 80.

Bhanotra, A., Gupta, J. e Singh, M. (2016). Estatuto socioeconómico e padrão de comportamento de comunicação dos produtores de leite no distrito de Kathua de Jammu e Caxemira. *Revista Internacional de Ciências Agrárias.* 6(1): 37-42.

Bilal, M., Xu Yusen e Rao, M.I. (2019). Avaliação dos cuidados de saúde dos vitelos e práticas de gestão no âmbito do sistema de produção de pequenos agricultores em punjab, *Paquistão. Boletim do Búfalo.* 38(1): 57-66.

Boopathi, V., Prasad, S., Kumaresan, A., Manimaran, A., e Prakash, M.A. (2019). Fatores ambientais que afetam o desempenho reprodutivo de búfalos Murrah. *Pesquisa de ritmo biológico*, 1-7.

Chandrasekar, G.K., Satyanarayan, K., Jagadeeswary, V. e Shree. J.S. (2017). Relação entre fatores socioeconómicos e psicológicos dos produtores de leite com dias abertos - Um estudo na zona rural de Karnataka. *Revista internacional de biociência pura e aplicada.* 5(1): 171-177.

Chowdhary, N.R., Patel, J.B. e Bhakat, M. (2006). An overview of feeding, breeding and housing practices of dairy animals under milk co-operative system in Banaskantha district of North Gujarat region. *DairyPlanner.* 5 (12): 8-10.

Chowdhary, N.R., Patel, J.B. e Bhakat, M. (2006). An overview of feeding, breeding and housing management practices of dairy animals in the tribal area of South Gujarat. *Indian journal of animal sciences.* 80(10): 1022-1027.

Cockrill, W.R. (1994). Presente e futuro da produção de búfalos no mundo. Actas do Quinto Congresso Mundial de Búfalos, 27-30 de junho, São Paulo, Brasil.

DAHD (2017). Dairy, Animal Husnebdary Department, Governo da Índia, disponível em: http://dahd.nic.in/about-us/divisions/cattle-and-dairy-development

Dar, P.A., Azmat Alam Khan, A.A., Shah, A.A., Qadri, I.A., Manzoor, A. e Khan, H.M. (2017). Estudos sobre práticas de criação e alimentação de búfalos em voga entre os agricultores de búfalos na região temperada do Himalaia do vale da Caxemira. *Jornal Indiano de Agricultura de Colina.* Edição especial. 83-87.

Deoras, R., Nema, R.K., Tiwari, S.P. e Singh, M. (2004). Feeding and housing management practices of dairy animals in Rajnandgaon of Chhatisgarh plain. *Indian Journal of Animal Sciences.* 74(3): 303-306.

Devi, L. (2013). Adoção de tecnologias de produção de leite pelos criadores de gado. *Revista de Investigação Indiana de Educação para a Extensão.* 13(2): 57-61.

Dhaka, B.L e Chayal, K. (2010). Farmers" experience with ICTs on transfer of technology in changing agri-rural environment. *Indian Research Journal ofExtension Education.* 10(3): 114-118.

Divekar, B.S. e Saiyed, L.H. (2008). Práticas de alimentação seguidas por proprietários profissionais de gado do distrito de Anand. Indian Journal ofField Veterinarians. 3(4): 31-34.

El-Ashry, M.A. (1988). Impacto da alimentação e da gestão na maturidade dos búfalos. *Actas do Congresso Mundial de Búfalos,* Vol. II. 12-17, dezembro, Nova Deli, Índia, pp. 548-555.

Elliot Block (2010). Pesquisa sobre vacas em transição - o que faz sentido hoje. Conferência de Lácteos das Planícies Altas Amarillo, Texas.

FAO (2012) http://faostat.fao.org/site/569/default.aspx#ancor

Gaikwad, S.V., Awaz, H.B., Savita, Pawar, L. e Narwade, S.G. (2019). Estudos sobre práticas de gestão de búfalos na região de Marathwada. Boletim de Meio Ambiente, Farmacologia e Ciências da Vida. 8(4): 38-43.

Gautam, U.S., Chand, R. e Singh, D.K. (2007). Socio-personal correlation for decision making and adoption of dairy practices (Correlação sociopessoal para a tomada de decisões e adoção de práticas leiteiras). *Indian Research Journal ofExtension Education.* 7(2-3):10-ll.

Godara, V., Gulati, H.K., Singh, N., Kumar, S. e Robin (2018). Práticas de gestão da alimentação de búfalos adoptadas nas zonas rurais do oeste de Haryana. *Pesquisa de forragem.* 43(4): 322-326.

Gopi, R, Manivannan, A., Sindhu M.G. e Soundararajan, C. (2020). Perfil sócio-econômico e restrições dos produtores de leite no distrito de Cuddalore de Tamil Nadu, Índia. *Jornal Internacional de Microbiologia Atual e Ciências Aplicadas.* 9(4): 1320-1326.

Gupta, D.C., Suresh, A. e Mann, J.S. (2008). Práticas de gestão e estado de produtividade de bovinos e búfalos em Rajasthan. *Indian Journal ofAnimal Sciences.* 78(7): 769-774.

Hole, M.R. (2016). Estudos sobre as práticas de gestão seguidas pelos proprietários de bovinos e búfalos em Latur Tahshil. Tese de Mestrado (Agri). Vasantrao Naik Marathwada Krushi Vidyapeeth, Parbhani.

Jadav, S.J., Durgga, R.V., Pansuriya, D.V., Chaudhary, J.H., Chauhan, V.D. e Pandya, S.S. (2014). Práticas de alimentação de animais leiteiros em áreas periurbanas do distrito de Surat de Gujarat. *Revista internacional de investigação multidisciplinar avançada.* 1(4): 40-44.

Jagdale, S.D., Patil, R.L., Atkare, V.G. e Deshmukh, A.B. (2000). Adoção das práticas recomendadas de alimentação e gestão de búfalos pelos produtores de leite. *Indian Veterinary Journal.* llfPy. 624426.

Kalyankar, S.D., Chavan, C.D., Khedkar, C.D. e Kalyankar, S.P. (2008). Estudos sobre práticas de gestão de búfalos em diferentes zonas agro-climáticas de Maharashtra. *Indian Journal of Animal Research.* 42(3): 157-163.

Kamboj, M.L. e Tomar, O.S. (2000). Alimentação e práticas de gestão alimentar do gado Nagori em condições de campo. *Indian Journal ofAnimal Production and Management.* 16: 129-131.

Khadda, B.S., Lata, K., Singh, B. e Kumar, R. (2017). Estudo das práticas de criação de búfalos na área rural do centro de Gujarat, na Índia. *Boletim do Búfalo.* 36(1): 75-87.

Khode, N.V., Sawarkar, S.W., Ranthia, V.V., Nande, M.P. e Basunathe, V.K. (2009). Adoção de práticas melhoradas de gestão de gado leiteiro no âmbito do pacote do programa de desenvolvimento de Vidarbha. *Indian Research Journal of Extension Education.* 9(2): 80-84.

Kishore, K., Mahender, M. e Harikrishna, C. (2013). Um estudo sobre práticas de gestão de búfalos no distrito de Khammam de Andhra Pradesh. *Buffalo Bulletin.* 32(2): 97-119.

Kochewad, S.A., Singh, V.K. e Singh, M.P. (2013). Práticas de gestão de gado leiteiro seguidas pelos agricultores da área de comando do Canal Ganga Leste das planícies do alto Ganges da Índia. Indianjournal of dairy science. 66(5): 418-423.

Koli, R.T., Mankar, D.M., Tekale, V.S. e Bhople, P.P. (2019). Características pessoais, socioeconómicas, de comunicação e psicológicas dos produtores de leite. *Revista Internacional de Estudos Químicos.* 7(6): 490-493

Kour, S., Khan, A., Brahma, B., Jeelani, R., Khursheed, I. e Dua, S. (2019). Um estudo sobre as práticas de gestão de búfalos seguidas pela tribo Gujjar de Jammu. *Jornal de Farmacognosia e Fitoquímica.* 8(3): 218-221.

Kumar, J., Singh, R., Somnath, Dayal, R., Singh, H. e Singh, S. (2019). Estudos sobre práticas de alimentação e reprodução de animais leiteiros no oeste de Uttar Pradesh. *Journal of Pharmacognosy and Phytochemistry.* SP3: 29-36.

Kumar, M. (2015). Práticas de gestão de cuidados de saúde de búfalos seguidas pelos agricultores do distrito de Ferozepur dePunjab, Índia. *Indianjournal ofanimal research.* 49(3): 413-415.

Kumar, N., Bishnoi, P., Bishnoi, D.K., Kumar, J. (2014). Análise de Constrainf na adoção de práticas aprimoradas de pecuária leiteira em Haryana, Índia. *Asian Journal of Dairy andfood research.* 33(2): 136140.

Kumar, R., Nayak, S., Baghel, R.P.S., Khare, A., Dubey, M. e Pateriya, M. (2012). Existing feeding practices in rural areas of Mahakaushal region of Madhya Pradesh (Práticas alimentares existentes nas zonas rurais da região de Mahakaushal de Madhya Pradesh). *Journal of Animal Research.* 2(1): 105-110.

Kumar, R., Singh, P.K., Goyal, R.K., Singh, H. e Kumhar, B.L. (2017). Práticas existentes de gestão de habitação e alimentação de búfalos no distrito de Firozabad de Uttar Pradesh, Índia. *Jornal Internacional de Microbiologia Atual e Ciências Aplicadas.* 6(5): 1831-1838.

Kumar, S. e Mishra, B.K. (2011). Práticas existentes de criação de bezerros e manejo da ordenha seguidas por produtores de leite em Uttarakhand. *Journal ofHUI Agriculture.* 2(1): 78-84.

Kumar, S. e Mishra, B.K. (2011). Práticas existentes de gestão da alimentação e do alojamento seguidas pelos produtores de leite no distrito de Tehri Garhwal, em Uttarakhand. *Indian Journal of Animal Production Management.* 27(3-4): 159-162.

Kumar, S., Mishra, B.K., Yadav, J.S., Kumar, A. (2011). Práticas existentes de criação e gestão da saúde seguidas pelos produtores de leite em meados das colinas de Uttarakhand. *Indian Journal of Animal Production Management.* 27(1-2): 34-37.

Kushwaha, B.P., Kundu, S.S., Kumar, A., Maity, S.B. e Singh, S. (2007). Status of Bhadawari breed of buffalo in its breeding tract and its conservation. *Indian Journal of Animal Sciences.* 77(12): 1293-1297.

Madke, P.K., Murkute, J.S., Upadhye, S.V. e Vedpathak, C.P. (2006). Adoção de práticas alimentares científicas pelos produtores de leite. *Indian Journal ofAnimal Research.* 40(2): 155-157.

Mahesh, Manjunath, K., Kumar, A., Kale, S., Barikar, U. e Sreenivas, B.V. (2020). Análise do perfil socioeconómico dos produtores de leite do distrito de Yadgir da região de Kalyana Karnataka. *Journal of PharmacognosyandPhytochemistry.* SP 9(4): 350-353.

Malik, B.S., Meena, B.S. e Rao, S.V.N. (2005). Study of existing dairy farming practices in Uttar Pradesh. *Journal ofDairying, Foods andHome Sciences.* 24(2): 91-95.

Mande, J.V. e Thombre, B.M. (2009). Adoção de práticas de criação de gado pelos proprietários de gado leiteiro no distrito de Latur. *Journal ofDairying, Foods & Home Sciences.* 28(3/4): 176-180.

Manohar, D.S., Bais, B., Goswami, S.C., Jhirwal, A.K., Choudhary, D. (2014). Estudo sobre práticas de gestão de reprodução de búfalos em relação a características selecionadas de entrevistados no distrito de Jaipur de Rajasthan (Índia). *Jornal Indiano de Veterinários de Campo.* 9(3): 82-83.

Manohar, D.S., Goswami, S.C. e Bais B. (2014). Estudo sobre práticas de manejo alimentar de búfalos em relação a características selecionadas de entrevistados no distrito de Jaipur, Rajastão, Índia. *Revista indiana de pesquisa animal.* 48(2): 150-154.

Meena, H.R., Ram, H., Sahoo, A. e Rasool, T.J. (2008). Livestock husbandry scenario at high altitude Kumaon Himalaya. *Indian JoumalofAnimalscience.* 78: 882-886.

Mishra, R.K., Baghel, R.P.S., Sharma, R. e Sharma, S. (2018). Práticas de habitação e alimentação de búfalos no distrito de Katni de Madhya Pradesh. *Jornal de Estudos de Entomologia e Zoologia.* 6(2): 3124-3128.

Modi, R.J. e Patel, N.B. (2010). Breeding practices in dairy animals of rural area under milk shed of north Gujarat (Práticas de criação em animais leiteiros da zona rural sob o abrigo do leite no norte de Gujarat). *IndianJournal of Field Veterinarians.* 5(4): 5-6.

Murthy, T.R.K. e Devadason, I.P. (2003). Buffalo meat and meat products-An overview *4thAsianBuffalo Congress LeadPapers.* 194.

Nanda, A.S. e Nakao, T. (2003). Role of buffalo in the socioeconomic development of rural Asia: Current status and future prospectus. *Animal Science journal.* 74: 443-455.

Pata, B.A., Odedra, M.D., Ahlawat, A.R., Savsani, H.H. e Patbandha, T.K. (2018). Pesquisa sobre Práticas de Habitação e Alimentação de Proprietários de Búfalos no Distrito de Junagadh e Porbandar de Gujarat, Índia. *Revista Internacional de Microbiologia Atual e Ciências Aplicadas.* 7(8): 1195-1202.

Pata, B.A., Odedra, M.D., Savsani, H.H., Ahlawat, A.R., Patbandha, T.K. e Odedara, A.B. (2019).

Práticas de criação, bezerro e manejo de saúde adotadas pelos proprietários de búfalos nos distritos de Junagadh e Porbandar de Gujarat: Um estudo comparativo. *Jornal Internacional de Microbiologia Atual e Ciências Aplicadas.* 8(3): 2426-2435.

Patel, N.S. Patel, J.V., Parmar, D.V., Ankuya, K.J., Patel, V.K., Madhavatar, M.P., Thakkar, N.K., Prajapati, R.K. e Prajapati, K.B. (2019). Pesquisa sobre práticas de habitação de proprietários de búfalos no distrito de Patan de Gujarat, Índia. *Journal ofEntomology and Zoology Studies.* 7(2): 635-640.

Pawar, B.K., Nalawade, T.H., Jagtap, D.Z. (2006). Adoção de práticas de alimentação de bovinos e constrangimentos enfrentados pelos agricultores tribais do distrito de Pune. *Jornal das Universidades Agrícolas de Maharashtra.* 31(3): 329-330.

Prasad, K., Savale, S., Mahantesh, M.T., Pavan, M., Barman, D. e Abraham, J. (2017). Perfil socioeconómico e constrangimentos enfrentados pelos produtores de leite do distrito de Wayanad, Índia. *Jornal Internacional deMicrobiologia Atual e Ciências Aplicadas.* 6(6): 870-874.

Rachna, Gautam, Malik, A., Sangwan, S.S., Khirbat, R. e Kamaldeep (2017). Perfil sócio-económico dos produtores de leite no distrito de Hisar deHaryana. *Jornal asiático de ciências animais.* 12(1): 88-94.

Rahim, M.A., Hossain, M.A., Rahman, M.A., Amin, M.R., Hossain, M.M., Hashem, M. (2018). Status socioeconômico dos produtores de búfalos e as práticas de manejo de búfalos em terras planas de subomacharupazila em Bangladesh. *ProgressiveAgriculture.* 29(2): 158-167.

Rai, C.K., Singh, K. e Arti (2017). Um estudo do perfil socioeconómico e do padrão de comportamento de comunicação dos produtores de leite tribais no Himachal Pradesh. *Revista de Investigação em Ciências Agrárias.* 8(2): 386-391.

Rangamma, B., Jadeswararao, S., Prasad, R.M.V. e Ragavarao, E. (2013). Práticas de gestão adoptadas pelos produtores de leite de búfala no distrito de Krishna de Andhra Pradesh. *Indian Journal of AnimalProduction and Management.* 29(1-2): 61-68.

Rangamma, B., Rao, S.J., Prasad, R.M.V. e Rao, E.R. (2016). Um estudo sobre as práticas de criação e de gestão da saúde seguidas pelos produtores de leite de búfala no distrito de Krishna, em Andhra Pradesh. *Global JournalofBio-technology andBioscience.* 5(3): 331-334.

Rathore, R.S. e Kachwaha, R.N. (2009). Estudos sobre as práticas de gestão existentes seguidas pelos proprietários de búfalos no distrito de Jhunjhunu, no Rajastão. *Indian Journal of Animal Production Management.* 25(1-2): 8-11.

Rathore, R.S., Singh, R., Kachwaha, R.N. e Kumar R. (2010). Existing management practices followed by the cattle keepers in Churu district of Rajasthan. *Indian Journal of Animal Sciences.* 80(8): 798-805.

Raval, R.J. e Chandawat, M.S. (2011). O grau de conhecimento das práticas melhoradas de criação de animais e as características socioeconómicas dos produtores de leite do distrito de Kheda, Gujarat. *International JournalofFarmSciences.* 1(2): 129-137.

Sabapara, G.P., Desai, P.M., Kharadi, V.B., Saiyed, L.H. e Singh, R.R. (2010). Práticas de gestão do alojamento e da alimentação dos animais leiteiros na zona tribal do Sul de Gujarat. *Indian Journal of AnimalSciences.* 80(10): 1022-1027.

Sabapara, G.P., Desai, P.M., Kharadi, V.B., Singh, R.R. (2010). Situação da criação e da gestão dos cuidados de saúde dos animais leiteiros na zona tribal do Sul de Gujarat. *Indian Journal of Animal Sciences.* 80(11): 1148-1151.

Sabapara, G.P., Desai, P.M., Singh, R.R. e Kharadi, V.B. (2012). Constrangimentos dos proprietários tribais de animais leiteiros do sul de Gujarat. *Indian Journal ofAnimal Sciences.* 82(5): 538-542.

Sabapara, G.P., Fulsoundar, A.B. e Kharadi, V.B. (2015). Práticas de ordenha e gestão de cuidados de saúde seguidas por proprietários de animais leiteiros em áreas rurais do distrito de Surat. *Revista académica de agricultura e ciências veterinárias.* 2(2A): 112-117.

Sabapara, G.P., Fulsoundar, A.B. e Kharadi, V.B. (2015). Levantamento das práticas de criação de bezerros seguidas em fazendas leiteiras rurais no distrito de Surat. *Journal ofAnimal Research.* 5(2): 257-261.

Sabapara, G.P., Fulsoundar, A.B. e Kharadi, V.B. (2016). Perfil dos produtores de leite e relação com a adoção de práticas melhoradas de criação de gado leiteiro no sul de Gujarat, Índia. *Livestock Research international.* 4 (I):36-40.

Sabapara, G.P., Padheriya, Y.D. e Kharadi, V.B. (2016). Um levantamento de campo das práticas de alimentação e reprodução em fazendas de búfalos periurbanos da cidade de Surat, em Gujarat. *Journal ofAnimal Research.* 6(5): 933-939.

Sachan, R., Sankhala, G., e Singh, P. (2018). Análise de Correlação de Variáveis Sócio-Económicas com Adoção de Práticas de Criação de Búfalos. *Revista Internacional de Pesquisa Pecuária.* 8(1): 149-157.

Saha, D., Afzal, H.A. e Abdul, H. (2010). Livestock Farmers" knowledge about Rearing Practices in Ganderbal District of Jammu and Kashmir (Conhecimento dos criadores de gado sobre práticas de criação no distrito de Ganderbal de Jammu e Caxemira). *Indian Research Journal of Extension Education.* 10(2): 15-20.

Sangappa e Balaganoormath (2017). Estudo sobre o perfil socioeconómico das partes interessadas do sector dos lacticínios no Estado de Haryana. *Boletim de Meio Ambiente, Farmacologia e Ciências da Vida.* 6 (8): 93-97.

Sarita, Singh, S.P., Sangwan, S., Gautam, G., e Malik, A. (2017). Estudo sobre práticas de gestão de cuidados de saúde de búfalos em Murrah Tract do Estado de Haryana. *Jornal Internacional de Pesquisa Pecuária.* 7(9): 117-125.

Sarkar, S., Hossain, M.M., Amin, M.R. (2013). Estatuto socioeconómico dos criadores de búfalos e as práticas de gestão dos búfalos em áreas seleccionadas do distrito de Bagerhat do Bangladesh. *Bangladesh Journal ofAnimalScience.* 42 (2): 158-164.

Sebastian, L., Mudgal, V.D., Nair, P.G. (1970). Comparative efficiency of milk production by Sahiwal cattle and Murrah buffalo. *Journal ofAnimal Science.* 30: 253-256.

Sheikh, A.S., Bhati, D.S. e Sheikh, W. (2011). Práticas de alimentação seguidas por proprietários profissionais de vacas Kankrej do distrito de Banaskantha, no norte de Gujarat. *Journal ofProgressiveAgriculture.* 2(1): 67-69.

Shirsat, R.D., Dakhore, K.M. e Dikle, R.N. (1994). Adoção de práticas melhoradas de gestão de lacticínios pelos proprietários de gado. *MaharashtraJournal ofExtension Education.* 13: 277-79.

Singh, M., Chauhan, A., Chand, S. e Garg, M. K. (2007). Studies on housing and health care management practices followed by the dairy owners. *Indian Journal of Animal Research.* 41(2): 79-86.

Singh, M., Chauhan, A., Chand, S., Garg, M.K. (2007). Identifying existing breeding and feeding practices as followed by the dairy owners in Rajasthan. *Indian Journal of Animal Research.* 41(1): 9-15.

Singh, P.K., Yadav, K.C., Singh, V.P. e Shahi, S.K. (2010). Feeding management practices *vis-a-vis* nutritional status of buffaloes under field conditions in Agra district of western Uttar Pradesh. *Indian Journal ofDairy Science.* 63(2): 118-121.

Singh, R. (2018). Práticas de criação de animais existentes no distrito de Narmada de Gujarat, na Índia. *Revista Internacional de Ciência e Tecnologia Animal.* 2(2): 23-29.

Singh, R.R., Prajapati, V.S., Kharadi, V.B. e Chaudhary, S.S. (2015). Estado das práticas de criação e de gestão dos cuidados de saúde dos bovinos leiteiros nas zonas rurais e urbanas do Sul de Gujarat, na Índia. *Journal ofAnimalScienceAdvances.* 5(11): 1514-1521.

Sinha, R.R.K., Dutt, T., Singh, R.R., Singh, M. e Bhusan, B. (2010). Studies on breeding and health care management practices in rural, semi-urban and urban areas of Bareilly district of Uttar Pradesh. *Indian Journal ofAnimal Production and Management.* 26(1-2): 11-15.

Sohane, R.K., Jha, P.B., Kumari, A. (2004). Land utilization, feed resources, feeding practices, milk production and disposal pattern in some districts of North Bihar. *Rajasthan Agricultural UniversityofJournalResearch.* 14(1): 157-160.

Tadavi, F.R., Gaikwad, U.S., Mali R.G. e Tawadar, A.C.(2017a). Estudos sobre práticas de habitação e gestão seguidas pelos proprietários de búfalos Jaffrabadi em condições de campo. *Tendências em Biociências.* 10(38): 7987-7990.

Tadavi, F.R., Gaikwad, U.S., Tawadar, A.C. e Patil, K.N.(2017b). Práticas de gestão da alimentação adoptadas pelos proprietários de búfalos Jaffrabadi na cidade de Dhule. *Tendências em Biociências.* 10(38): 80778079.

Sunil, K., Mishra, B.K., Singh, J.Y. e Kumar, A. (2011). Práticas existentes de criação e gestão sanitária seguidas pelos produtores de leite em Mid Hills of Uttarakhand. Indian *Journal of Animal Production and Management.* 27: 34-37.

Tewari, H., Kumar, S., Singh, D.V., Rath, R. e Tyagi, K. (2018). Estudos sobre as práticas existentes de ordenha e cuidados de saúde adotados pelos produtores de leite na região de Tarai de

Uttarakhand, Índia. *Jornal Indiano de Pesquisa Animal.* 52 (3): 454-458.

Thakur, D., Jain, R.K., Sharma, P. e Yadav, A. (2017). Padrões de Alimentação, Estado Nutricional dos Alimentos Disponíveis durante a Gravidez Avançada e Incidência de Distúrbios Reprodutivos e Metabólicos em Búfalos do Distrito de Indore deMadhya Pradesh. *Jornal Indiano de Nutrição Animal.* 34: 50-55.

Thu, N.V. (1997). Ordenha de búfalos do pântano em aldeias do delta do Mekong no Vietname. *Livestock Research Development.* 9(4).

Tiwari, R., Sharma, M.C. e Singh, B.P. (2009). Alimentação animal e estratégias de gestão nas explorações leiteiras comerciais. *Indian Journal. Animal Science.* 79(11): 1183-1184.

Vekariya, S.J., Kumar, R., Savsani, H.H., Kotadiya, C.R., Chaudhari, G.M. e Chatrabhuji, B.B. (2016). Perfil socioeconómico dos produtores de leite Maldhari da região sul de Saurashtra. *Current AgricultureResearch Journal.* 4(2): 186-190.

V   erma, A.P., Ansari, M.A., Ranjan, R., Bhatt, A., Raghuvanshi, R. e Patel, D. (2016). Atitude dos agricultores em relação ao e-Choupal: Uma investigação crítica no distrito de Gonda, em Uttar Pradesh. *International JournalofAgricultureSciences.* 8(49): 2076-2078.

V   erma, A.P., Ansari, M.A., Ranjan, R., Raghuvanshi, R., Patel, D. e Bhatt, A. (2016). Análise co-relacional multidimensional da atitude dos agricultores" em relação à utilização do e-Choupal na sua comunicação agrícola. *Jornal Internacional de Ciências Agrícolas.* 8(49): 2072-2075.

V   idya, P., Manivannan, C. e Sudeepkumar, N.K. (2009). Perfil situacional e psicológico dos produtores de leite do distrito de Kannur, em Kerala. *Journal ofVeterinary andAnimal Sciences.* 40: 37-39.

Vikas, G., Kumar, G.H., Narender, S., Sushil, K. e Robin (2018). Práticas de gestão de habitação de búfalos adotadas no oeste de Haryana. *Revista Internacional de Ciências Agrárias.* 10(5): 5332-5334.

Vishwkarma, R., Singh, R., Kushram, P., Singh, S.K. e Sharma, S. (2018). Estado existente das práticas de criação de búfalos em Jabalpur. *ThePharmaInnovationJournal.* 7(2): 08-11.

Vranda, R., Satyanarayan, K., Jagadeeswary, V., Veeranna, K.C., Rajeshwari, Y.B., Vranda, R., Satyanarayan, K., Jagadeeswary, V. e Shilpa, J. (2017). Práticas de Gestão de Cuidados de Saúde por Agricultores de Criação de Búfalos em Karnataka. *Revista Internacional de Pesquisa Pecuária.* 7(5): 168-174.

Vranda, R., Satyanarayan, K., Jagadeeswary, V., Veeranna, K.C., Rajeshwari, Y.B. Sudha, G. e Shree, J.S. (2017). Um estudo sobre diferentes práticas de habitação de búfalos no distrito de Bidar de Karnataka. *Jornal Internacional de Ciência. Ambiente e Tecnologia.* 6(1): 295-302.

Yadav, C.M., Bhimawat, B.S. e Khan, P.M. (2009). Práticas exIstentes de criação e cuidados de saúde do gado nas tribos do distrito de Dungarpur do Rajastão. *Indian Research Journal of Extension Education.* 9(1): 36-38.

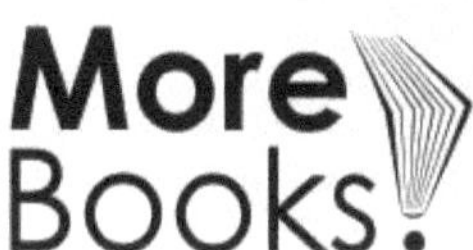

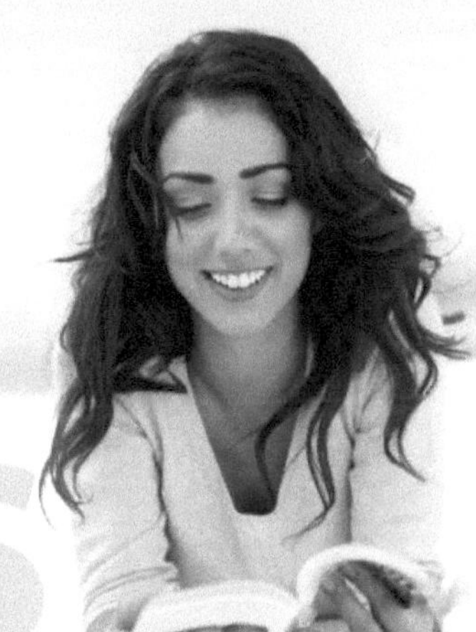

I want morebooks!

Buy your books fast and straightforward online - at one of world's fastest growing online book stores! Environmentally sound due to Print-on-Demand technologies.

Buy your books online at
www.morebooks.shop

Compre os seus livros mais rápido e diretamente na internet, em uma das livrarias on-line com o maior crescimento no mundo! Produção que protege o meio ambiente através das tecnologias de impressão sob demanda.

Compre os seus livros on-line em
www.morebooks.shop

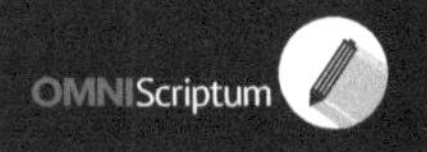

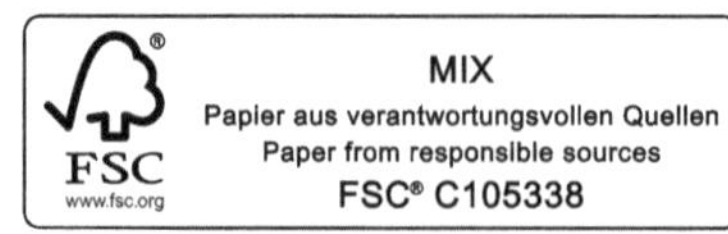

Printed by Books on Demand GmbH, Norderstedt / Germany